Chronische Depression

Fortschritte der Psychotherapie
Band 49
Chronische Depression
von Dr. Eva-Lotta Brakemeier, Prof. Dr. Elisabeth Schramm
und Prof. Dr. Martin Hautzinger

Herausgeber der Reihe:
Prof. Dr. Dietmar Schulte, Prof. Dr. Kurt Hahlweg,
Prof. Dr. Jürgen Margraf, Prof. Dr. Winfried Rief, Prof. Dr. Dieter Vaitl
Begründer der Reihe:
Dietmar Schulte, Klaus Grawe, Kurt Hahlweg, Dieter Vaitl

Chronische Depression

von Eva-Lotta Brakemeier, Elisabeth Schramm und Martin Hautzinger

HOGREFE 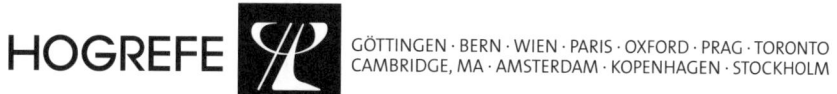 GÖTTINGEN · BERN · WIEN · PARIS · OXFORD · PRAG · TORONTO
CAMBRIDGE, MA · AMSTERDAM · KOPENHAGEN · STOCKHOLM

UNIVERSITÄT SALZBURG
Fachbereich Philosophie
an der Kath.-Theol. Fakultät

Dr. Eva-Lotta Brakemeier, geb. 1976. Seit 2007 als Klinische Psychologin und Wissenschaftliche Mitarbeiterin an der Klinik für Psychiatrie und Psychotherapie der Universitätsklinik Freiburg mit Leitung des Projektes „Psychotherapieforschung der Depression im stationären Setting".

Prof. Dr. Elisabeth Schramm, geb. 1964. Seit 1990 als Klinische Psychologin, Wissenschaftliche Mitarbeiterin und psychotherapeutische Supervisorin in leitender Position in der Abteilung Psychiatrie und Psychotherapie der Universitätsklinik Freiburg tätig.

Prof. Dr. Martin Hautzinger, geb. 1950. Seit 1996 Ordinarius für Psychologie und Leiter der Abteilung Klinische und Physiologische Psychologie am Psychologischen Institut der Universität Tübingen.

Wichtiger Hinweis: Der Verlag hat für die Wiedergabe aller in diesem Buch enthaltenen Informationen (Programme, Verfahren, Mengen, Dosierungen, Applikationen etc.) mit Autoren bzw. Herausgebern große Mühe darauf verwandt, diese Angaben genau entsprechend dem Wissensstand bei Fertigstellung des Werkes abzudrucken. Trotz sorgfältiger Manuskriptherstellung und Korrektur des Satzes können Fehler nicht ganz ausgeschlossen werden. Autoren bzw. Herausgeber und Verlag übernehmen infolgedessen keine Verantwortung und keine daraus folgende oder sonstige Haftung, die auf irgendeine Art aus der Benutzung der in dem Werk enthaltenen Informationen oder Teilen davon entsteht. Geschützte Warennamen (Warenzeichen) werden nicht besonders kenntlich gemacht. Aus dem Fehlen eines solchen Hinweises kann also nicht geschlossen werden, dass es sich um einen freien Warennamen handele.

Bibliografische Information der Deutschen Nationalbibliothek

Die Deutsche Nationalbibliothek verzeichnet diese Publikation in der Deutschen Nationalbibliografie; detaillierte bibliografische Daten sind im Internet über http://dnb.dnb.de abrufbar.

© 2012 Hogrefe Verlag GmbH & Co. KG
Göttingen · Bern · Wien · Paris · Oxford · Prag · Toronto
Cambridge, MA · Amsterdam · Kopenhagen · Stockholm
Merkelstraße 3, 37085 Göttingen

http://www.hogrefe.de
Aktuelle Informationen · Weitere Titel zum Thema · Ergänzende Materialien

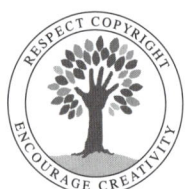

Satz: ARThür Grafik-Design & Kunst, Weimar
Druck: AZ Druck und Datentechnik, Kempten
Printed in Germany
Auf säurefreiem Papier gedruckt

ISBN 978-3-8017-2133-6

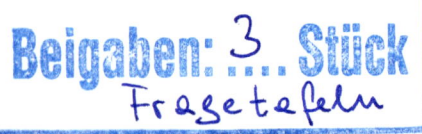
Beigaben: 3 Stück
Fragetafeln

2012: PT-148

Inhaltsverzeichnis

Karten:

Die vier wichtigen Bereiche bei der Liste prägender Bezugspersonen

Hilfen zur Formulierung von Übertragungshypothesen in der Therapiebeziehung

Leitfragen bei Situationsanalysen

Vorwort

Depressionen sind häufige psychische Störungen mit einer hohen Lebenszeitprävalenz. Offenbar nehmen in den letzten Jahren vor allem die chronifizierten, über Jahre andauernden und oft schon im Jugendalter bzw. frühen Erwachsenenalter einsetzenden Depressionen zu. Etwa ein Drittel aller Depressionen dauern länger als zwei Jahre an. Über zehn Prozent aller Depressionen bestehen länger als fünf Jahre. Diese chronischen, nicht remittierenden Depressionen wurden lange Zeit kaum beachtet, fehldiagnostiziert, unzureichend beforscht und ungenügend behandelt. Man war offensichtlich damit zufrieden, dass zwei Drittel der akuten depressiven Störungen gut zu behandeln und nach wenigen Monaten weitgehend oder vollständig remittiert waren (vgl. Hautzinger, 2010). Das weniger gut auf die gängigen Therapien ansprechende Drittel galt als „therapierefraktär", als „difficult to treat" oder eben als die „überall vorkommenden Misserfolge".

Die chronischen Depressionen bessern sich nicht mehr von alleine (Spontanremission) oder durch die einfache Fortführung der einmal begonnenen, doch bislang unwirksamen Behandlung. Über neunzig Prozent der Fälle weisen auch nach Jahren unverändert depressive Symptome auf und erfüllen die Diagnosekriterien.

Bei chronischen Depressionen handelt es sich daher um extrem beeinträchtigende Störungen, die für die Betroffenen und häufig auch deren Angehörige mit großem Leid einhergehen. Selbst die milderen Formen (z. B. Dysthymien) gelten allgemein als schwer behandelbar. Aus psychotherapeutischer Sicht stellen chronisch depressive Patienten therapiemethodisch, doch vor allem auch interaktionell eine große Herausforderung dar.

Für Patienten mit chronischen Depressionen wurden bislang vergleichsweise wenige kontrollierte Therapiestudien durchgeführt. Die vorliegenden Studienergebnisse weisen jedoch darauf hin, dass eine längerfristig ausgelegte und auf das Störungsbild zugeschnittene Psychotherapie auch bei chronischen Depressionen wirksam sein kann. Dabei erweist sich meist die Kombination aus Psychotherapie und antidepressiver Pharmakotherapie erfolgreicher als Monotherapien. Insbesondere die speziell für chronische Depressionen entwickelten psychotherapeutischen Zugangsweisen und Methoden, wie sie hier in Kapitel 4 dargestellt werden, scheinen bei Patienten mit lebensgeschichtlich frühem Krankheitsbeginn aufgrund traumatisierender Erfahrungen (Vernachlässigung, Trennungen, Verluste, Misshandlungen) erfolgversprechend.

Wir stellen daher diese neuen, die bewährten psychotherapeutischen Methoden der Depressionstherapie erweiternden Behandlungsweisen in den Mittelpunkt dieses Buches. Anhand von Fallbeispielen werden der Behandlungsrahmen, die Vorgehensweisen sowie die Therapiematerialien dargestellt und unmittelbar für die praktische Arbeit nutzbar illustriert. Wir betonen jedoch auch, dass diese erfreulichen Fortschritte längst nicht ausreichend wissenschaftlich untersucht und wir noch weit von gesicherten Erkenntnissen entfernt sind. Chronische Depressionen sind mit Sicherheit kein homogenes Störungsbild. Die Entwicklung chronischer Depressionen ist auf unterschiedlichsten Wegen, welche bislang unzureichend verstanden sind, denkbar. Entsprechend sind zukünftige Weiterentwicklungen bei der Behandlung unterschiedlicher Formen chronischer Depressionen ebenso zu erwarten wie eher enttäuschende Erfahrungen mit dem vorliegenden Behandlungskonzept bei Teilgruppen chronisch depressiver Patienten. Dennoch sind wir der Überzeugung, dass wir den chronisch depressiven Patienten und auch ihren häufig frustrierten Therapeuten Hoffnung machen können, mittels der neuen psychotherapeutischen Strategien den Teufelskreis der chronischen Depression immer öfter durchbrechen zu können.

Freiburg und Tübingen, im März 2012
Eva-Lotta Brakemeier,
Elisabeth Schramm
und *Martin Hautzinger*

1 Beschreibung der chronischen Depression

Beispiel
Pat.: Mein Leben ist ein einziges Desaster. Beruflich bekomme ich gar nichts mehr hin und quäle mich mit der Entscheidung herum, die Frühberentung zu beantragen. Ich bin von jeder Kleinigkeit überfordert und werde von meinem Chef, Kollegen und selbst den Schülern gemobbt. Meine Ehe existiert quasi nur noch auf dem Papier. Wir leben nebeneinander her, ich kann meiner Frau nichts mehr bieten; sie spricht seit einigen Monaten auch kaum noch mit mir und ich befürchte, dass sie einen anderen Mann hat. Meine wenigen Freunde melden sich auch nicht mehr und meine Freizeit besteht im Wesentlichen aus Schlafen und lustlosem Fernsehen schauen. Am liebsten möchte ich tot sein, das hat doch alles keinen Sinn mehr. Ich weiß auch nicht, was ich hier bei Ihnen soll.   **Th.:** Wie lange fühlen Sie sich schon so?   **Pat.:** Ach, wenn ich es mir recht überlege, seitdem ich denken kann. Sehen Sie, ich bin einfach ein hoffnungsloser Fall und Sie werden mir bestimmt auch nicht helfen können. Niemand kann mir helfen, also geben Sie am besten gleich auf – Sie verschwenden nur Ihre Zeit mit mir.

Bei chronischen Depressionen handelt es sich um *extrem beeinträchtigende Störungen,* die für die Betroffenen und häufig auch deren Angehörige mit großem Leid einhergehen und allgemein als äußerst schwer behandelbar gelten. Gerade auch aus psychotherapeutischer Sicht stellen chronisch depressive Patienten für ihre Therapeuten interaktionell häufig eine Herausforderung dar – wie das obige Beispiel demonstriert. McCullough (2000) stellt folgende Charakteristika chronisch depressiver Patienten heraus:

* ein wiederholter Ausdruck von Hilflosigkeit und Elend,
* ein submissives und überfordertes Verhalten,
* ein auffälliges Misstrauen in zwischenmenschlichen Beziehungen,
* eine nahezu unverrückbare Überzeugung, dass nichts getan werden kann, um die Depression unter Kontrolle zu bringen,
* rigide und verfestige Verhaltensmuster, die weder durch positive noch durch negative Ereignisse beeinflussbar zu sein scheinen.

Darüber hinaus weisen chronisch depressive Patienten die typisch depressiven Merkmale wie stark verminderte affektive Schwingungsfähigkeit, Insuffizienzerleben, Antriebsmangel, Genussunfähigkeit, Libido- und Schlafstörungen sowie kognitive Einengung auf, die auch bei episodischen bzw. akuten Depressionen auftreten (vgl. Hautzinger, 2010). Der Unterschied zur episodischen/akuten Depression besteht jedoch darin, dass diese Symptome bei chronisch depressiven Patienten über Jahre vorliegen, meist schon früh in der Lebensgeschichte entwickelt wurden und somit insgesamt *resistenter* sind.

> **Merke:**
>
> Die Unterscheidung zwischen chronischen und akuten bzw. episodischen Depressionen ist für die Erklärung, die Prognose und für die Therapie wichtig.

Unterscheidung chronische und episodische/akute Depression

Daher ist es klinisch relevant, chronische von akut bzw. episodisch verlaufenden Depressionen abzugrenzen, zumal sich beide Verlaufsformen in weiteren wichtigen Aspekten voneinander unterscheiden (z. B. Arnow et al., 2003; Angst et al., 2009): Chronisch depressive Patienten sind im Vergleich mit akut/episodisch Depressiven insgesamt stärker beeinträchtigt, weisen mehr Suizidversuche und Klinikaufenthalte auf, haben eine höhere Komorbidität mit anderen psychischen, aber auch somatischen Störungen, sprechen schlechter auf Antidepressiva und Psychotherapie an, weisen eine geringe Plazebo-Ansprechrate sowie eine geringere Spontanremission auf. Die Depression beginnt zudem meist früher im Leben. Chronisch Depressive erlebten außerdem häufiger traumatische Erfahrungen (Verluste, Misshandlungen, Vernachlässigungen, Trennungen) in der Kindheit. Diese Unterschiede sind sehr stabil und ein bleibendes Merkmal.

Chronische Depressionen wurden lange kaum beachtet, fehldiagnostiziert, unzureichend erforscht und ungenügend behandelt. Daher ist es sehr bedeutsam, dieser Subgruppe von depressiven Patienten klinische und wissenschaftliche Aufmerksamkeit zukommen zu lassen.

1.1 Begriffsbestimmung

Früher Persönlichkeitsstörungen zugeordnet

Patienten, die heutzutage als chronisch depressiv diagnostiziert werden, sind nicht etwa eine „neue" Patientengruppe, sondern wurden bereits vor 200 Jahren beschrieben (Berger et al., 2011). Da Kliniker und Wissenschaftler die chronische Symptomatologie jedoch eher als Persönlichkeitsstörung ansahen, galten sie zumeist als *unbehandelbar.* So kann angenommen werden, dass sowohl Kraepelins „Depressives Temperament" als auch Schneiders Umschreibung der „Depressiven Psychopathie" im Grunde die Patienten beschreiben, die heute als chronisch depressiv diagnostiziert werden. Durch den Begriff „depressiv-masochistische Persönlichkeitsstörung" – eingeführt von Kernberg – wurde dieses Störungsbild weiterhin bei den

Persönlichkeitsstörungen angesiedelt. Nahezu zeitgleich modifizierte Akiskal den Vorschlag von Schneider und verlagerte durch die Einführung des Konzeptes der „Dysthymie" (vgl. Kap. 1.2) die Zuordnung dieses Störungsbildes zu den Affektiven Störungen.

Das Konzept der Dysthymie hat sich inzwischen durchgesetzt, jedoch existiert bis heute der Begriff „Depressive Persönlichkeitsstörung", wenngleich nicht als offizielle Diagnose (vgl. Kasten).

Vorschlag diagnostischer Kriterien der „Depressiven Persönlichkeitsstörung" nach DSM-IV

A. Ein tiefgreifendes Muster depressiver Kognitionen und Verhaltensweisen, das im frühen Erwachsenenalter beginnt und in einer Vielzahl von Zusammenhängen zu Tage tritt, angezeigt durch mindestens fünf der folgenden Kriterien:
   1. die übliche Stimmung ist durch Niedergeschlagenheit, Trübsinnigkeit, Unbehaglichkeit, Freudlosigkeit und Unglücklichsein gekennzeichnet
   2. das Selbstkonzept zentriert sich um Überzeugungen der Unzulänglichkeit, Wertlosigkeit und niedriger Selbstachtung
   3. ist kritisch, anklagend und herabsetzend gegen sich selbst
   4. grübelt und sorgt sich
   5. ist negativistisch, kritisch und verurteilend gegen andere
   6. ist pessimistisch
   7. neigt zu Schuldgefühlen und Gewissensbissen.

B. Tritt nicht ausschließlich während Episoden der Major Depression auf und kann nicht besser durch eine Dysthyme Störung erklärt werden.

Auf all die unterschiedlichen historischen Begriffe – insbesondere auch auf den häufig benutzten Begriff der „depressiven Neurose", welcher meist auch mit einer chronifizierten Depression gleichgesetzt wurde – wird heutzutage verzichtet.

Verzicht auf historische Begriffe, wie „depressive Neurose"

Schließlich ist es wichtig, die Begriffe chronische und *therapieresistente Depression* voneinander abzugrenzen, da diese bisweilen missverständlich synonym benutzt werden. Therapieresistenz wird am häufigsten in der psychiatrischen Forschung wie folgt definiert: Eine therapieresistente Depression liegt vor, wenn ein Patient auf mindestens zwei Behandlungsversuche mit Antidepressiva verschiedener Wirkklassen, in jeweils adäquater Dosis und Dauer verabreicht, nicht anspricht (Thase & Rush, 1995, 1997).

Durch diese Definition wird deutlich, dass nicht alle therapieresistenten Depressionen chronisch (d. h. mit einer Dauer von über 2 Jahren) verlaufen

Unterscheidung
therapie-
resistente
und chronische
Depression
wichtig

müssen und chronische Depressionen nicht ausschließlich auf Therapieresistenz zurückzuführen sind. Sie können zu einem erheblichen Anteil auch aus unzureichender Behandlung („Pseudotherapieresistenz") resultieren, bedingt durch mangelnde Compliance, einer falschen Diagnose oder durch bislang noch unberücksichtigte Faktoren, welche die Depression aufrechterhalten (Bschor & Bauer, 2004). Zudem lässt sich an dieser Definition kritisieren, dass sich der Begriff Therapieresistenz rein auf pharmakologische Therapien bezieht, jedoch andere nicht pharmakologische (wie Psychotherapien oder Stimulationsverfahren) Behandlungen nicht berücksichtigt werden.

1.2 Definition der chronischen Depression

Für den Terminus „chronische Depression" existiert bis heute keine international einheitliche Definition. Konsens herrscht lediglich bezüglich des *Zeitkriteriums*, das erfordert, dass eine depressive Symptomatik über *mindestens 2 Jahre* bei gleichzeitigem Fehlen einer länger als 2 Monate dauernden Vollremission vorliegen muss (vgl. Gelenberg et al., 2006).

Zur Abgrenzung der verschiedenen affektiven Störungen und ihres Schweregrades ist sowohl die aktuelle Symptomatik als auch der bisherige Verlauf ausschlaggebend. Chronische Depressionen sind folglich zunächst akute Depressionen (vgl. Kasten), die jedoch seit Jahren (Konsens gegenwärtig 2 oder mehr Jahre) bestehen.

Depressive Episoden nach ICD-10-Kriterien

Hauptsymptome:	Gedrückte, depressive Stimmung, Interessenverlust, Freudlosigkeit, Antriebsmangel, erhöhte Ermüdbarkeit,
Zusatzsymptome:	Verminderte Konzentration und Aufmerksamkeit, Vermindertes Selbstwertgefühl und Selbstvertrauen, Gefühle von Schuld und Wertlosigkeit, Negative und pessimistische Zukunftsperspektiven, Suizidgedanken/-handlungen, Schlafstörungen, Verminderter Appetit
Dauer:	Symptome über 2 Wochen
Schweregrad:	leicht: 2 Hauptsymptome plus 2 Zusatzsymptome mittel: 2 Hauptsymptome plus 3 bis 4 Zusatzsymptome schwer: 2 Hauptsymptome plus mehr als 4 Zusatzsymptome

Dysthymie ist eine lang anhaltende und gewöhnlich fluktuierende depressive Störung, bei der einzelne depressive Episoden selten – wenn überhaupt – ausreichend schwer sind, um als auch nur leichte oder als mittelgradige depressive Störung beschrieben zu werden.

Chronische Depressionen lassen sich in verschiedenen Subtypen in Abhängigkeit vom Beginn, der Verlaufsform und des Schweregrades sowie dem Vorliegen bzw. Fehlen von frühen Traumatisierungen unterscheiden.

Beginn: Allgemein wird zwischen chronischer Depression mit frühem Beginn und spätem Beginn unterschieden, wobei als anerkannte Grenze das 21. Lebensjahr gilt. Epidemiologische Studien zeigen, dass ¾ aller chronischen Depressionen bereits vor dem 21. Lebensjahr beginnen, während ¼ sich erst nach dem 21. Lebensjahr manifestieren.

Unterscheidung früher und später Beginn

Verlaufsformen: Chronische Depressionen lassen sich in *vier Subtypen* hinsichtlich ihres Verlaufes unterteilen, wobei allen gemein ist, dass die Dauer mehr als 2 Jahre beträgt:
• Chronische Depressive Episode (schwere Symptomatik),
• Dysthymie (leichter ausgeprägte Symptomatik),
• „Doppelte Depression" (Depressive schwere Episode auf eine Dysthymie aufgesetzt),
• Depressive Episode mit unvollständiger Remission.

Da etwa 90 % der dysthymen Patienten im Laufe der Zeit eine Major Depression entwickeln, wurde der Begriff der *„doppelten Depression"* geprägt. Wenn also Patienten an einer Dysthymie leiden, dann – etwa im Rahmen einer Belastungssituation – eine Major Depression entwickeln, wird eine doppelte Depression diagnostiziert. Dieses Störungsbild ist prognostisch besonders ungünstig (vgl. Kap. 1.4). Abbildung 1 verdeutlicht den Verlauf der vier verschiedenen Subtypen (Dunner, 2001).

In einer großen Studie mit chronisch depressiven Patienten (Keller et al., 1998) wurde ein fünfter Subtyp identifiziert, die *Doppelte Depression/ Chronische Depression* (20 % der Patienten erfüllten die Kriterien von 1 und 2), welche sich als die schwerste Form der chronischen Depressionen herausgestellt hat. Da beim Vergleich von demografischen, psychosozialen und gesundheitsbezogenen Variablen ansonsten aber keine signifikanten Unterschiede gefunden wurden, wird argumentiert, dass diese verschiedenen Subtypen keine qualitativ unterschiedlichen Einheiten darstellen. Daher plädieren McCullough und Mitarbeiter (2003) bzgl. der Einteilung von unipolaren Störungen für ein Vierfelderschema (vgl. Tab. 1): „milder" vs. „moderat – schwerer" Schweregrad und „akuter" vs. „chronischer" Verlauf. Chronische Depressionen können dementsprechend als Einheit mit Unterscheidung des Schweregrads kategorisiert werden (Gelenberg et al., 2006).

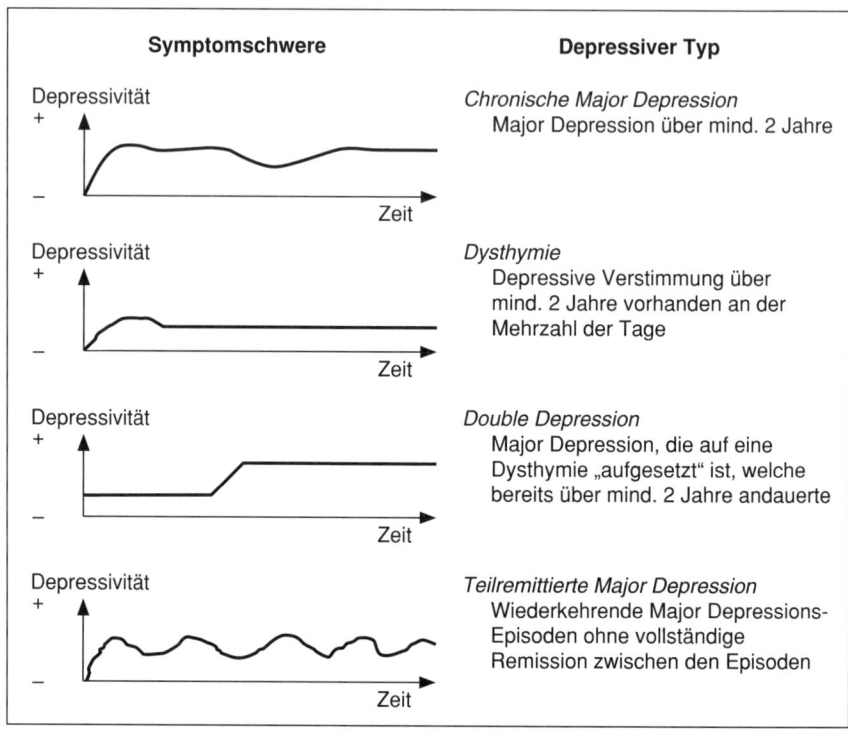

Abbildung 1: Vier verschiedene Formen chronischer Depressionen (nach Dunner, 2001)

Tabelle 1: Klassifikation der unipolaren Depression (nach McCullough, 2003)

Verlauf der Krankheit	mild	moderat – schwer
akut	subklinische bzw. leichte depressive Episode	depressive Episode
chronisch	Dysthymie	depressive Episode „doppelte Depression" teilremittierte depressive Episode

Vorliegen bzw. Fehlen von frühen Traumatisierungen: Viele Kliniker nehmen an, dass die meisten chronisch depressiven Patienten frühe Traumatisierungen erfahren mussten. Daher wurde in den letzten Jahren vermehrt überprüft, ob und welche Traumatisierungen bei dieser Patientengruppe vorliegen. Dabei wird häufig der *Childhood Trauma Questionnaire* (CTQ, vgl. Kap. 1.7.2) angewendet. Studien legen nahe, dass bei ca. 70 bis 80 % der chronisch depressiven Patienten frühe Traumatisierungen vorliegen, wobei die meisten emotionale Vernachlässigung bzw. emotionalen Missbrauch angeben.

Chronische Depressionen in der ICD-10

Die ICD-10 sieht eine Klassifizierung chronischer Formen depressiver Erkrankungen nur begrenzt vor. Ein Zusatz „mit chronischem Verlauf" für die Diagnose einer depressiven Episode findet sich offiziell nicht. Als einzige „chronisch" benannte Verlaufsform der Depression kommt in der ICD-10 die Dysthymia (F34.1) vor (vgl. Kasten S. 6/7). Wir empfehlen jedoch bei Vorliegen einer depressiven Episode (F32 bzw. F33), die sich ohne oder nur mit teilweiser Besserung über mehr als 2 Jahre erstreckt, den Zusatz „chronischer Verlauf".

Chronischer Verlauf als Zusatzkodierung

> **Merke:**
>
> „Chronizität" ist eine Zusatzkodierung für eine Depressive Episode oder in Form einer Dysthymia eine eigene diagnostische Kategorie.

1.3 Epidemiologische Daten

Depressionen sind häufige psychische Störungen, wobei offenbar in den letzten Jahrzehnten vor allem die chronifizierten Depressionen zunehmen, immer jüngere Altersgruppen erfassen und bereits eine echte „*Volkskrankheit*" darstellen (Hautzinger, 2010). Nach Schätzungen der Weltgesundheitsorganisation werden Depressionen bis zum Jahr 2020 sogar die Krankheit sein, die neben den Herz-Kreislauf-Erkrankungen die meisten gesunden und unbeeinträchtigten Lebensjahre rauben werden.

In Deutschland leben derzeit schätzungsweise 1,2 Millionen Menschen, die als chronisch depressiv bezeichnet werden können. Wie erwähnt, ist insgesamt die Zahl der chronischen Depressionen in den letzten Jahren angestiegen: während der Anteil an chronischen Verläufen bei Depressionen vor wenigen Jahren noch auf 15 % gesetzt wurde, so muss mittlerweile davon ausgegangen werden, dass etwa 25 bis 30 % aller unipolaren Depressionen als chronisch eingestuft werden können (Arnow & Constantino, 2003; Dunner, 2001).

Chronifizierung bei mindestens ¼ aller Depressionen

Da jedoch die Diagnose der chronischen Depression bzw. der Dysthymie in dieser Form erst jüngeren Datums ist, gibt es bezüglich epidemiologischer Daten wesentlich weniger Studien und Verlaufsuntersuchungen als zur episodischen Depression. Zudem gestaltet sich die exakte Schätzung der Prävalenz aufgrund der individuellen Übergänge im Verlauf einer Erkrankung schwierig. So entwickeln beispielsweise drei Viertel der Patienten mit Dysthymie im Verlauf ihres Lebens eine Major Depression und erfüllen damit die Kriterien der Double Depression.

Die Lebenszeitprävalenz für affektive Erkrankungen allgemein liegt nach WHO bei 17,1 %. Das Lebenszeitrisiko, an einer der vier Formen der chro-

Lebenszeit-
risiko 5%
für Chronifizie-
rung

nischen Depression zu erkranken, wird auf 5 % geschätzt, wobei das Lebenszeitrisiko einer Dysthymie je nach Studie zwischen 2,5 % und 4 % angegeben wird (Jacobi et al., 2004).

In einer europäischen Population betrug die 1-Jahres-Prävalenz für Dysthymie 1 % und die Lebenszeitprävalenz 4 %. Die anderen Subformen der chronischen Depression sind seltener, wobei die Double Depression etwa zweimal so häufig vorkommt wie die (rezidivierende) Depression mit unvollständiger Remission zwischen den Episoden. Die chronische Depression liegt in ihrer Prävalenz dazwischen (vgl. Tab. 2). Wie bei akuteren depressiven Verläufen sind Frauen doppelt so häufig von chronischer Depression betroffen wie Männer (Klein & Santiago, 2003).

Frauen mehr
als doppelt so
häufig betroffen
wie Männer

Tabelle 2: Prävalenz, Inzidenz, Alters-, Geschlechtsverteilung chronischer Depressionen

Punktprävalenz	3–5 %
Lebenszeitprävalenz	5 % (chronische depressive Episoden) 2,5–4 % (Dysthymie)
Altersverteilung	75 % früher Beginn (vor 21. Lebensjahr) 25 % später Beginn
Geschlechtsverteilung	mind. 2 : 1 (Frauen : Männer)

1.4 Verlauf und Prognose

Wie bereits erwähnt, scheinen etwa 30 % aller Depressionen zu chronifizieren, 10 bis 15 % dauern länger als fünf Jahre an (Nierenberg, 2001). Keller und Mitarbeiter haben diese Zahlen in einer Langzeitbeobachtung von ursprünglich 431 depressiv Erkrankten eindrucksvoll untermauert: Nach sechs Monaten waren 50 % der Patienten gesundet. Nach zwei Jahren befanden sich noch 21 % der Erkrankten in der depressiven Episode (Keller et al., 1984), nach fünf Jahren waren es 12 % (Keller et al., 1992) und nach 10 Jahren waren es immer noch 7 % (Mueller et al., 1996).

Keine Spontanremission: Chronische Depressionen, wie oben definiert, bessern sich nicht mehr von alleine. Über 90 % der Fälle weisen auch nach Jahren unverändert depressive Symptome auf und erfüllen die Diagnosekriterien.

Keine Spontan-
remission und
kaum Plazebo-
wirkung

Kaum Plazeboresponse: Die Plazeboresponseraten chronisch depressiver Patienten liegen zwischen 12 bis 15 % und sind somit deutlich geringer als die für episodisch depressive Patienten (ca. 40 %).

Behandlungen: Chronisch depressive Patienten sind häufiger stationär als ambulant in Behandlungen mit zahlreichen Fehlschlägen und ohne (lang anhaltenden) Erfolg, was zu einer resignativen Anpassung führt.

Suizidalität: Außerdem unternehmen Patienten mit einer chronischen Verlaufsform häufiger Suizidversuche als episodisch depressive Patienten und berichten über stärkere und lang andauernde Suizidgedanken. Bezüglich des Kriteriums vollendete Suizide unterscheiden sich beide Gruppen nicht.

Bedeutsames Symptom: Suizidalität

Psychosoziale Situation: Chronische Depressionen gehen mit höherer psychosozialer und beruflicher Beeinträchtigung und Inanspruchnahme des Gesundheitssystems einher. So interferiert diese Erkrankung mit beruflichen und zwischenmenschlichen Entwicklungsschritten und bedingt umfängliche psychosoziale Folgeprobleme: Zum Beispiel zeigen Daten aus Deutschland und der Schweiz, dass chronisch depressive Patienten seltener verheiratet, seltener in festen Arbeitsverhältnissen, häufiger arbeitslos und häufiger auf Sozialhilfe bzw. früher auf Rente angewiesen sind als episodisch depressive Patienten.

Kosten: Chronische Depressionen sind wegen des meist frühen Beginns mit oftmals lebenslangem Verlauf für einen substanziellen Anteil der enormen direkten und indirekten Kosten verantwortlich, die im Zusammenhang mit Depressionen stehen.

Prognose und Risikofaktoren

Insgesamt lässt sich festhalten, dass die Prognose chronisch depressiver Patienten schlechter ausfällt als die episodisch depressiver Patienten. So ist z. B. die Prognose bei Patienten mit Dysthymie im Allgemeinen ungünstig. Dysthymie-Patienten haben sogar ein Lebenszeitrisiko von etwa 90 %, ein oder mehrere schwere depressive Episoden zu erleiden. Auch für chronisch depressive Patienten, die in der Vorgeschichte wiederkehrende schwere depressive Episoden aufweisen oder deren Depression lange unbehandelt blieb, wird eine schlechte Prognose beschrieben.

Insgesamt ist der Anteil der Patienten, die zur Remission gelangen, gering – selbst wenn durch die Behandlung eine Besserung der Symptomatik erzielt wird. Zudem minimiert Chronizität nicht nur die Wahrscheinlichkeit eines Behandlungserfolges, sie erhöht auch die Wahrscheinlichkeit eines Rückfalls bzw. einer Wiedererkrankung.

Chronizität mindert Erfolgsaussichten, erhöht Rückfallgefahr

Merke:
Chronizität senkt die Wahrscheinlichkeit eines Behandlungserfolges und erhöht die Wahrscheinlichkeit eines Rückfalls.

1.5 Differenzialdiagnose

Folgende psychiatrische Erkrankungen gehen häufig mit (chronischen) Depressionen einher und sollten in der klinischen Untersuchung, der Anamneseerhebung und der Diagnostik daher besondere Aufmerksamkeit erhalten:

- Suchterkrankungen (Missbrauch und Abhängigkeit),
- hirnorganische Erkrankungen, z. B. (beginnende) Demenzen,
- posttraumatische Belastungsstörung,
- Schizophrenie, insbesondere schleichende Verläufe wie bei der Schizophrenia simplex und schizophrene Residualzustände sowie schizoaffektive Erkrankungen,
- Somatisierungsstörung,
- Autismus.

Suchterkrankungen: Hinweise auf eine *Abhängigkeitserkrankung* können neben der systematischen Exploration Blut-, Atem- und Urinanalysen auf Alkohol, Medikamente mit Abhängigkeitspotenzial und Drogen sowie typische Laborveränderungen liefern. Bei Evidenz für eine Abhängigkeitserkrankung sollte während der systematischen Exploration vor allem der zeitliche Verlauf beider Störungen erfragt werden: Wenn das depressive Syndrom bzw. die depressiven Symptome nur zeitgleich mit der Abhängigkeitserkrankung aufgetreten sind (bzw. nach einem Rückfall), sollte eher die Abhängigkeitserkrankung behandelt werden, wenn das depressive Syndrom auch unabhängig auftritt, scheint dies die primäre Diagnose zu sein, die behandelt werden sollte.

Hirnorganische Erkrankung: Die gezielte Untersuchung kognitiver Funktionen wie z. B. Alt- und Neugedächtnis, Merkfähigkeit, Orientierung, Konzentration und Abstraktionsvermögen im Rahmen der psychopathologischen Befunderhebung liefert Anhaltspunkte für eine mögliche hirnorganische Erkrankung, denen dann durch gezielte testpsychologische und apparative Diagnostik weiter nachzugehen ist. Eher für eine depressive Pseudodemenz als für eine beginnende Demenz sprechen u. a. eine Aggravierungsneigung und Selbstvorstellung des Patienten bezüglich der kognitiven Defizite (Demenz: Dissimulation und Vorstellung durch die Angehörigen), gleichermaßen beklagte Defizite in Kurz- und Langzeitgedächtnis (beginnende Demenz: überwiegend Kurzzeitgedächtnisstörungen), plötzlicher Beginn der kognitiven Defizite (Demenz: schleichend) und eine eher unmotiviert oder wenig kooperativ erscheinende Auskunftsverweigerung („Ich weiß nicht."; Demenz: Versuch, die vorhandenen Defizite wortreich zu überspielen).

Posttraumatische Belastungsstörung: Die posttraumatische Belastungsstörung grenzt sich von (chronisch) depressiven Erkrankungen zum einen durch den Beginn nach einem traumatischen Ereignis mit schwerer außergewöhnlicher Bedrohung oder von katastrophenartigem Ausmaß ab und zum anderen durch spezifische Symptome wie Nachhallerinnerungen (Intrusionen), Vermeiden aller an die auslösende Situation erinnernder Stimuli, allgemein erhöhte Schreckhaftigkeit, Alpträume und das anhaltende Gefühl emotionaler Abgestumpftheit.

Autismus: Auch können Menschen mit leichteren Formen des Autismus durch eine ähnliche Form einer Beziehungs- und Kommunikationsstörung chronisch depressiv anmuten. Hier geben neben einer ausführlichen Autismus-Diagnostik v. a. Explorationen über die Kindheit meist Aufschluss, da autistische Kinder bereits früh durch extreme Störungen der Wahrnehmungsverarbeitung und Beziehungsgestaltung auffallen.

Diese differenzialdiagnostische Klärung muss bereits im Rahmen einer *Basisdiagnostik* erfolgen. Da die diagnostische Einschätzung auch bei gründlicher Untersuchung schwierig sein kann und damit teilweise vorläufig bleibt, sollte im Rahmen eines systematisierten Vorgehens die Differenzialdiagnostik im Rahmen der *erweiterten Diagnostik* nach mangelhaftem Ansprechen auf Therapieversuche – also nach therapieresistentem Verlauf – wiederholt werden. Dies ist insbesondere bei progredienten Erkrankungen wie den Demenzen sinnvoll, deren Diagnose mit Fortschreiten der Erkrankung einfacher wird, oder bei Krankheiten, deren Symptome von vielen Patienten erst nach der Entwicklung eines gefestigten Vertrauensverhältnisses zum Behandelnden berichtet werden (z. B. Abhängigkeitserkrankungen oder posttraumatische Belastungsstörungen).

Differenzialdiagnose zu substanzbezogenen, hirnorganischen und posttraumatischen Störungen

1.6 Komorbidität

Chronische Depressionsformen treten häufig zusammen mit anderen Störungen auf. Als häufig komorbid auftretende Erkrankungen gelten (nach Angst et al., 2009):
- Soziale Phobie, Panikstörung und Agoraphobie,
- Abhängigkeitserkrankungen (insb. Alkoholmissbrauch und Missbrauch von Benzodiazepinen),
- Essstörungen,
- Persönlichkeitsstörungen.

Insgesamt ist davon auszugehen, dass ca. 50 % aller chronisch depressiven Patienten auch Persönlichkeitsstörungen aufweisen. Nach einer Untersuchung leiden 46 % der ambulanten Patienten mit chronischer Depression (einschließlich Doppelter Depression) komorbid an mindestens einer und 21 % an mindestens zwei Persönlichkeitsstörungen. Am häufigsten (zu 39 %) treten hierbei Diagnosen der selbstunsicheren, dependenten und zwanghaften Persönlichkeitsstörung auf. Die Komorbidität mit Persönlichkeitsstörungen tritt bei chronischen Formen der Depression signifikant häufiger auf als bei episodisch

Hohe Komorbidität mit Persönlichkeitsstörungen

verlaufenden Depressionen. Dies zeigt sich vor allem bei frühem Erkrankungs-beginn der chronischen Depression (Klein & Santiago, 2003). Erste Studien im stationären Setting weisen darauf hin, dass in diesem Setting der Prozent-satz an chronisch Depressiven mit Persönlichkeitsstörungen erheblich höher als 50 % ist (Brakemeier et al., 2011). Auch körperliche Komorbiditäten liegen bei chronischen Verlaufsformen der Depression häufiger vor als bei episodi-scher Depression, hierbei treten vor allem Herz- und Atemwegserkrankungen, Schlaf- und Schmerzstörungen auf (Angst et al., 2009).

1.7 Diagnostische Verfahren und Dokumentationshilfen

Bezüglich der episodischen oder akuten Depression stehen zur Störungsdi-agnostik, zur Beurteilung des Schweregrads der Störung, zur Dokumenta-tion des Verlaufs bzw. der Veränderungen und zur Diagnostik assoziierter Merkmale zahlreiche reliable und objektive Messinstrumente, strukturierte bzw. standardisierte Interviews, psychologische Tests, Fragebögen und Skalen sowie Selbst- und Fremdbeurteilungsbögen zur Verfügung (vgl. Hautzinger & Meyer, 2002; Hautzinger, 2010).

Zahlreiche diagnostische Verfahren zur Störungs-diagnostik verfügbar

Für die Diagnostik der chronischen Depression ist es darüber hinaus beson-ders wichtig, den Verlauf der Störung über das gesamte Leben zu erfassen, wofür sogenannte „Lifecharts" (vgl. Kap. 3.1) erstellt werden. Tabelle 3 gibt eine Übersicht über häufig im Rahmen der Depressionsbehandlung eingesetzte diagnostische Verfahren, wobei die kursiv gedruckten Verfahren speziell zur Diagnostik chronischer Depressionen empfohlen werden. In Kapitel 3.1 werden weitere konkrete Empfehlungen für eine minimale „Alltagsdiagnostik" bzw. die im Rahmen von Gutachterverfahren zu ver-wendende Instrumente gegeben.

Tabelle 3: Auswahl an Instrumenten im Rahmen der Depressionsdiagnostik (genauere Literaturangaben und weitere Instrumente bei Hautzinger & Meyer, 2002)

Interviewverfahren		• *Strukturiertes Klinisches Interview (SKID I und II)* • Diagnostisches Interview bei Psychischen Störungen (DIPS) • Diagnostisches Expertensystem für psychische Störungen (DIA-X)
Allgemeine Verfahren	Fremd-beurteilung	• Hamilton Depressions-Ratingskala (HDRS) • *Montgomery Asberg Depressionsskala (MADRS)* • Inventar Depressiver Symptome (QIDS)
	Selbst-beurteilung	• Beck Depressionsinventar (BDI II) • *Inventar depressiver Symptome (IDS-SR)*

14

Tabelle 3: Fortsetzung

Erfassung des Verlaufs	Fremdbeurteilung	• Lifecharts • Allgemeine Depressionsskala (ADS)
Traumatisierung	Selbstbeurteilung	• *Childhood Trauma Questionnaire (CTQ)*
Spezielle Verfahren	Kognitive Ebene	• Skala dysfunktionaler Einstellungen (DAS) • Attributionsstil Fragebogen (ASQ)
	Motivationale Ebene	• Hoffnungslosigkeitsskala (HS)
	Motorische Ebene	• Tages-, Wochenplan • Verhaltensprobe, Verhaltensbeobachtung
	Interaktionale Ebene	• Partnerschaftsfragebogen • Verhaltensbeobachtung • *Inventar interpersonaler Probleme (IIP-D)* • *Impact Message Inventory (IMI)*
	Somatische Ebene	• Beschwerdeliste • EMG • EEG • MRT • Cortisol

Bei chronischen Depressionen ist die zusätzliche, detaillierte Erfassung einiger für die Störung typischer Aspekte wie Suizidalität, traumatische Kindheitserfahrungen und interpersonaler Stimuluscharakter ganz besonders wichtig.

1.7.1 Suizidalität und Suizidrisiko

Die Abschätzung von Suizidalität ist bei chronischen Depressionen ein häufiges und höchst relevantes Thema, da diese Patientengruppe sehr häufig unter Suizidgedanken leidet und vermehrt Suizidversuche durchführt (vgl. Kap. 1.4). Suizidalität sollte daher immer und falls nötig in jeder Sitzung direkt angesprochen werden. Zur Abschätzung des Suizidrisikos sollten die Risikofaktoren (wie z. B. ständige Suizidideen, Hoffnungslosigkeit, soziale Entwurzelung, Suizidversuche in der Vorgeschichte) bekannt sein und beurteilt werden (vgl. Kasten). Bei akuter Suizidalität sind entsprechende Maßnahmen wie stationäre Unterbringung, antidepressive Medikation (Dosissteigerung, Ergänzungen), häufige, u. U. tägliche bzw. mehrmals tägliche Kontakte (persönlich, telefonisch, elektronisch) einzuleiten und zu nutzen.

Suizidalität ein ständiges Thema

15

Anhand folgender Merkmale (vgl. Kasten) muss ein Kliniker das Suizidrisiko eines Patienten beurteilen. Dabei kommen direkte Befragung, Verhaltensbeobachtung und gegebenenfalls Angehörigenbefragung zum Einsatz. Jedes zutreffende Merkmal erhöht das Risiko der Suizidgefährdung.

Risikofaktoren zur Abschätzung von Suizidalität		
• Patient distanziert sich nicht von Suizidideen bzw. einem früheren Suizidversuch, auch nicht nach ausführlichem Gespräch	□ ja	□ nein
• Patient erlebt drängende Suizidgedanken	□ ja	□ nein
• Patient wirkt ausgesprochen hoffnungslos	□ ja	□ nein
• Patient hat keine Zukunftsperspektive	□ ja	□ nein
• Patient ist sozial isoliert, hat sich in letzter Zeit zunehmend zurückgezogen	□ ja	□ nein
• Patient hat Konflikt, der zu Suizidideen/Suizidversuch führte, nicht gelöst	□ ja	□ nein
• Patient reagiert ausgesprochen gereizt/aggressiv oder ist agitiert, ein tragfähiger Gesprächsrapport kommt nicht zustande	□ ja	□ nein
• Patient hat schwere depressive Verstimmung, evtl. mit depressiven Wahnideen	□ ja	□ nein
• Patient hat eine Suchterkrankung	□ ja	□ nein
• Patient befindet sich in einer psychotischen Episode	□ ja	□ nein
• Patient hat einen oder mehrere Suizidversuche in der Vorgeschichte	□ ja	□ nein
• Patient hat ein Suizidarrangement getroffen, das eine Auffindung schwierig oder unmöglich macht	□ ja	□ nein
• Patient unternahm einen Suizidversuch mit harter Methode oder hat Suizidgedanken mit harter Methode	□ ja	□ nein
• Patient zeigt mangelnde Impulskontrolle	□ ja	□ nein

1.7.2 Traumatische Beziehungserfahrungen in der Kindheit

Da chronisch depressive Patienten häufig traumatische Beziehungserfahrungen in der Kindheit erlebt haben (vgl. Kap. 1.2), welche Auswirkungen auf den weiteren Lebensweg des Patienten haben und deren Persönlichkeit prägen können (vgl. Kap. 4.1), ist es für die Therapie aber auch die Forschung wichtig, diese Traumatisierungen zu erfassen. In diesem Zusammen-

16

hang hat sich der *Childhood Trauma Questionnaire* (CTQ; Bernstein et al., 2003; deutsche Übersetzung „Fragebogen zu Kindheitserlebnissen" von Wingenfeld et al., 2010) als ein retrospektives Selbstbeurteilungsinstrument bewährt. Es erfasst mit 28 Items retrospektiv die subjektive Häufigkeit, mit der die Befragten verschiedene Formen von Kindheitstraumatisierungen erlebten. Informationen zu folgenden Kategorien frühkindlicher Misshandlung werden erhoben:

- emotionale Vernachlässigung,
- emotionaler Missbrauch,
- körperliche Vernachlässigung,
- körperliche Misshandlung,
- sexuelle Gewalt.

In Tabelle 4 sind die fünf Traumatisierungsarten mit jeweils einem Beispielitem aufgeführt. Die Antwortskala ist Likert-skaliert (trifft auf mich 1 = überhaupt nicht, 2 = sehr selten, 3 = einige Male, 4 = häufig, 5 = sehr häufig zu). Die Testgütekriterien des CTQ sind auch in der deutschen Übersetzung zufriedenstellend.

Tabelle 4: Beispiele für Items der fünf Subskalen des CTQ

Subskala	Beispiel-Item
	Als ich aufwuchs, ...
Emotionaler Missbrauch	... sagten Mitglieder meiner Familie verletzende oder beleidigende Dinge zu mir.
Körperliche Misshandlung	... schlugen mich Mitglieder meiner Familie so stark, dass ich blaue Flecke oder andere körperliche Schäden davon trug.
Sexuelle Gewalt	... drohte mir jemand, mich zu verletzen oder Lügen über mich zu erzählen, wenn ich keine sexuellen Handlungen mit ihm/ihr ausführte.
Emotionale Vernachlässigung	... hatte ich das Gefühl, geliebt zu werden.[1]
Körperliche Vernachlässigung	... hatte ich nicht genug zu essen.

Anmerkung: [1] Dieses Item wird zur Auswertung umkodiert.

In Kapitel 6 ist die Auswertung des Fragebogens des Fallbeispiels der Patientin K. dargestellt. Hierfür wurden alle Items, die eine Subskala bilden, addiert und durch die Anzahl der Items dividiert, so dass ein Mittelwert zwischen 1 und 5 entsteht. Das Profil ist typisch für chronisch depressive Patienten, da viele dieser Patienten in der Kindheit emotionale Vernachlässigung und emotionalen Missbrauch in hohem Maße erfahren haben, sie jedoch auch öfter mit körperlicher Misshandlung und körperlichem Missbrauch konfrontiert waren.

„Verlust eines Elternteils" (durch Tod oder Trennung) stellt eine weitere relevante Kategorie dar, welche beim CTQ nicht erfasst wird. Diese sollte zusätzlich erfragt werden.

1.7.3 Interaktionale Aspekte

Schließlich ist es speziell für die Behandlung chronisch depressiver Patienten hilfreich, interaktionale Aspekte zu erfassen, da gerade diese Patienten in der Interaktion oft für Therapeuten oder andere Mitmenschen besonders herausfordernd sind (vgl. Kap. 1.1). Für chronisch depressive Patienten ist es hilfreich zu erkennen, wie sie auf andere Menschen wirken bzw. was sie in anderen auslösen, was als Stimuluscharakter bezeichnet werden kann. Das *Impact Message Inventory* (IMI-R; Caspar, 2002), welches auf dem interpersonellen Kreis nach Kiesler (1983) basiert, erfasst Verhaltenstendenzen bzw. den Stimuluscharakter von Personen in acht Dimensionen auf einer vierstufigen Skala.

Interaktions-diagnostik durch IMI

In Tabelle 5 sind Beispielitems für jede der acht Dimensionen aufgeführt. Der Fragebogen ist ein Fremdbeurteilungsinstrument, da eine Person (z. B. der Therapeut) diesen für eine zweite Person (z. B. den Patienten) ausfüllt. Wenn dies auch vice versa geschieht, lassen sich die Stimuluscharaktere beider Personen im Kreismodell abbilden und verdeutlichen (vgl. Anhang, S. 84). Die Ergebnisse des IMI stellen für Therapeuten eine Hauptinformationsquelle zum Stimuluscharakter dar.

Tabelle 5: Beispiele für IMI-Items zu den Dimensionen des Kiesler Kreis

Oktant	Beispiel-Item Wenn ich mit dieser Person zusammen bin, habe ich das Gefühl, …
Dominant	… sie wirkt sehr selbstsicher auf mich.
Feindselig-Dominant	… dass ich sehen muss, wie ich auch mal zum Zuge komme.
Feindselig	… sie macht mich häufig ärgerlich.
Feindselig-Unterwürfig	… dass sie sich vor Verantwortung drückt.
Unterwürfig	… dass ich dominiere.
Freundlich-Unterwürfig	… sie beschützen zu wollen.
Freundlich	… dass sie mich gerne mag.
Freundlich-Dominant	… ich kann mich darauf verlassen, dass sie die Zügel in die Hand nimmt.

18

Im Fallbeispiel im Kapitel 6 sind die Wahrnehmungen des Stimuluscharakters von Patientin und Therapeutin anhand des Kiesler Kreises zu Beginn und gegen Ende der Psychotherapie dargestellt (vgl. Abb. 14 und 15, S. 75 und 78).

2 Störungstheorie und Erklärungsmodell

Das Wissen um die Ätiopathogenese einschließlich Genetik, Neurobiologie, Endokrinologie, Neuropsychologie, Psychodynamik, Lernen und Entwicklung sowie Soziogenese ist bezüglich Depressionen noch lückenhaft, obwohl affektive Erkrankungen seit Jahrzehnten im Zentrum der experimentellen und empirischen Forschung stehen. Es gibt ausformulierte und plausible *bio-psycho-soziale Modelle* zur Entstehung und Aufrechterhaltung affektiver Erkrankungen, doch fehlen in entscheidenden Bereichen die eindeutigen Nachweise (Hautzinger, 2010).

Bezüglich der Entstehung einer chronischen Depression sind die Erkenntnisse noch lückenhafter und vorläufiger. Da die Frage, ob es sich bei den chronischen Depressionen um eine rein quantitative (Extremgruppe) oder um eine qualitative (besondere, spezifische Ursachen) Ausprägung unipolarer Depressionen handelt, unbeantwortet ist, steht die Modellbildung ebenso am Anfang wie deren wissenschaftliche Begründung. Daher lässt sich derzeit die Frage nach den ätiologisch relevanten Faktoren und Prozessen hin zur Chronifizierung einer (unipolaren) Depression nicht zufriedenstellend beantworten. Es erscheint jedoch wahrscheinlich, dass nur eine *multifaktorielle Sichtweise,* welche genetische, neurobiologische, psychische und soziale Faktoren berücksichtigt, Antworten liefern kann (Brakemeier et al., 2008).

Multifaktorielles Erklärungskonzept der Entwicklung von chronischen Depressionen

Wie bereits im ersten Kapitel dieses Buches dargestellt, verbergen sich hinter dem Begriff chronische Depression sehr unterschiedliche Symptombilder, Schweregrade, Verläufe und möglicherweise verschiedene Störungen. Es muss daher angenommen werden, dass so ein *heterogenes Konstrukt* unterschiedlichen Entstehungsbedingungen, Risikofaktoren, Entwicklungsverläufen und Ausformungen folgt.

Abbildung 2 versucht, die bisherigen Befunde und Annahmen in einem Schaubild als Erklärungsheuristik für chronische Depressionen zu integrieren (Brakemeier & Hautzinger, 2008). Die drei Vulnerabilitätsbereiche (biologisch, psychologisch, sozial) unterscheiden sich nicht von denen für jede Form der unipolaren Depression (Hautzinger, 2006, 2010). Im Folgenden werden daher nur die Faktoren und Bedingungen ausgeführt, die für die Entwicklung einer chronischen Depression besonders relevant sind und sich in Untersuchungen bestätigt haben.

2.1 Multifaktorielles Erklärungsmodell

Im multifaktoriellen Erklärungsmodell (vgl. Abb. 2) bilden biologische (wie genetische, physische, physiologische, hormonelle und anatomische Risikofaktoren), psychologische (Selbstwertprobleme, Lerndefizite, Hilflosigkeitseinstellung, dysfunktionale Kognitionen, Neurotizismus, Mangel an Ressourcen, Bindungsstörungen) und umweltbezogene bzw. soziale Faktoren den (distalen) Hintergrund für die Entwicklung unipolar verlaufender Depressionen. Diese Vulnerabilitäten scheinen bei chronischen Depressionen besonders ausgeprägt zu sein und eine bedeutsame Rolle zu spielen. So berichten viele dieser Patienten über traumatische Erfahrungen in der Kindheit (vgl. auch Kap. 1.2 und 1.7). Typisch sind z. B. Aussagen wie: *„Ich bin wie im Kühlschrank aufgewachsen." „Mich hat nie jemand in den Arm genommen oder gesagt, dass er mich lieb hat. "*, welche auf eine emotionale Deprivation, eine frühe Bindungsproblematik und die daraus resultierende defizitäre Selbstwertentwicklung hinweisen. Viele Patienten berichten auch, dass ein Elternteil alkoholabhängig war und sie daher nie sicher sein konnten, wie z. B. der Vater sich ihnen gegenüber verhalten wird, da dieser *„mich oder meine Mutter völlig unvorhersehbar entweder aus heiterem Himmel verprügelt oder in den Keller gesperrt oder aber uns völlig ignoriert hat"*. Weitere häufig berichtete, frühe Belastungen sind Misshandlungen und Missbrauch. So fanden sich in einer Studie (Nemeroff et al., 2003) bei über zwei Drittel der Patienten mit einer chronischen Depression in der Kindheit traumatische Vorkommnisse (Verluste, Trennungen, Misshandlungen).

Häufung von traumatischen Erfahrungen, Misshandlung, Vernachlässigung, Trennung, Verlust

Aufgrund dieser Erlebnisse und Erfahrungen scheinen früh einsetzende und danach chronisch verlaufende Depressionen meist auf aversiven sozialen Bedingungen, fehlenden bzw. defizitären sozialen Beziehungen, damit heftigen Stressreaktionen (Cortisol, Katecholamine) und Selbstwertbedrohungen zu beruhen, die leicht aufbrechende oder nicht mehr verheilende neurobiologische „Narben" hinterlassen. Aktuelle, oft minimale Belastungen (wie Einsamkeit, Frustration, Kritik) reichen dann aus, um die Depression auftreten zu lassen bzw. aufrecht zu erhalten.

Belastungen hinterlassen neurobiologische und psychologische Narben

Die traumatischen Kindheits- und Lebenserfahrungen stellen physische und psychische Belastungen dar (vgl. Kasten), die nicht nur als Hintergrund für eine früh einsetzende und chronisch verlaufende Depression wirken, sondern im Sinne einer traumatischen Erfahrung zu Intrusionen, emotionalen Entgleisungen und affektiv-kognitivem Wiedererleben führen können.

20

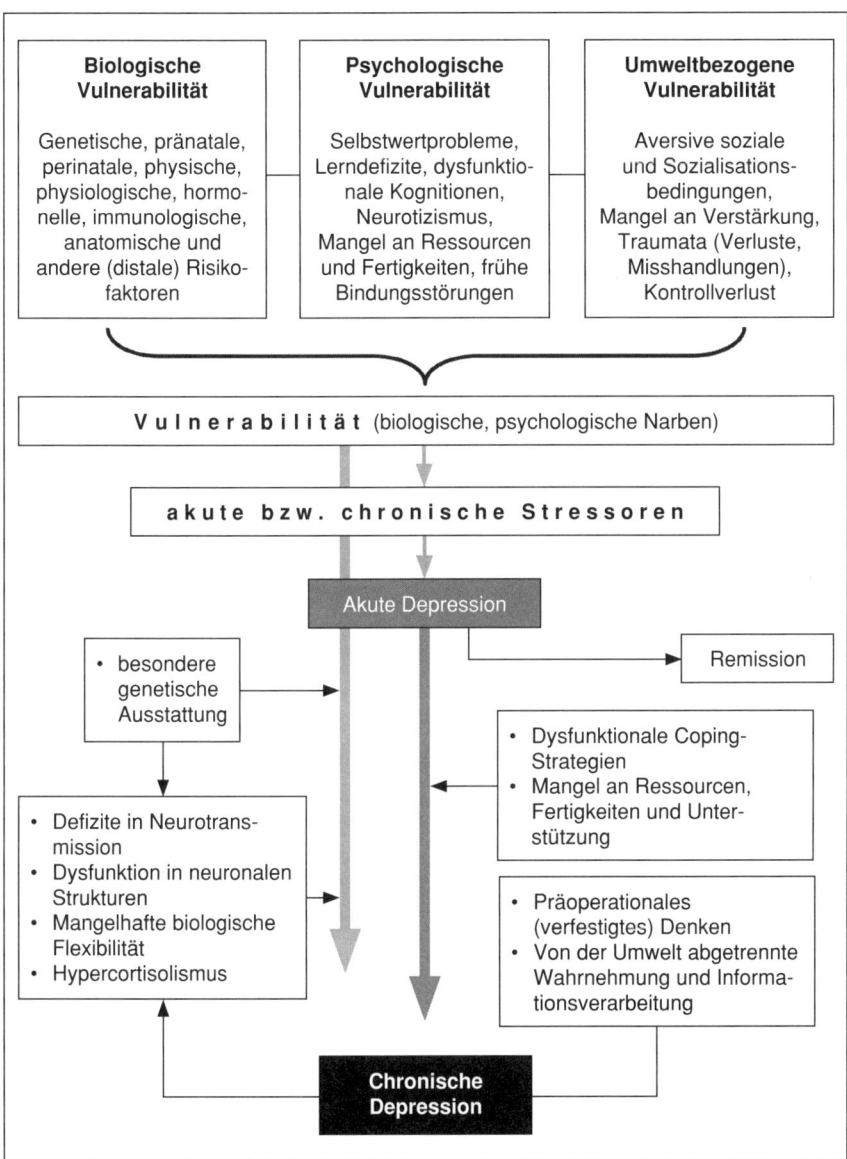

Abbildung 2: Bio-psycho-soziale Erklärungsheuristik für die Entstehung chronischer Depressionen (nach Brakemeier & Hautzinger, 2008)

Diesen physiologischen und psychologischen Reaktionen erlebt sich der Betroffene hilflos ausgeliefert, was zum Erleben von Kontrollverlust, nicht adequaten kognitiven (präoperationalen) Verarbeitungen und zur Hilflosigkeitseinstellung, damit zu Resignation und zur (chronischen) Depression beiträgt.

Physiologische Reaktionen
Folgen der Veränderungen der Hypothalamus-Hypophysen-Nebennieren-Achse durch akuten und chronischen Stress, wie z. B. traumatische Erfahrungen bzw. langanhaltende Misshandlungen: • Hypersekretion von CRH, ACTH und Cortisol • Hypersekretion von Katecholaminen • Abgeschwächte Supprimierbarkeit von Cortisol und ACTH • Abgeschwächte ACTH Antwort auf CRH Gabe • Aktivierung des vegetativen Nervensystems • Reduktion der Immunkompetenz • Atrophie des Hippocampus • Reduktion von Nervenwachstumshormonen (BDNF) • Belastungsreaktion, Dissoziation, Depression

Genetische Grundlage für Depressionen und deren chronischen Verlauf

Genetische Studien zeigen, dass es sich bei der unipolaren Depression – ebenso wie bei posttraumatischen Störungen – um eine nach einem komplexen Modus vererbbare Erkrankung handelt. Die Bereitschaft oder die Disposition für ein bestimmtes Temperament, für Impulsregulationen, für diverse physiologische und psychologische Reaktionen (z. B. Cortisol, Oxytozin, Glutamat, Dopamin, Serotonin) auf Belastungen wird durch eine (noch unbekannte) Vielfalt von genetischen Informationen begründet (Craddock & Forty, 2006). Chronisch verlaufende Depressionen zeigen eine familiäre Häufung. Im Vergleich zu Patienten mit episodischer Depression haben die chronischen Depressionen signifikant häufiger mindestens einen Verwandten ersten Grades, der auch affektiv erkrankt ist (49 % bei chronisch depressiven Patienten vs. 29 % bei episodisch depressiven Patienten). Dies zeigte sich besonders bei Patienten, deren chronische Depression früh beginnt. In einer Metaanalyse genetisch-epidemiologischer Studien erwies sich, neben der Heritabilität (37 %), vor allem die individuelle Umwelt (67 %) als bedeutsam. Dabei finden sich bezogen auf die Heritabilität keine Unterschiede zwischen Männern und Frauen, so dass das erhöhte Risiko für Depressionen bei Frauen vor allem auf deren individuelle und von allen geteilte, nicht genetische Faktoren (Person- und Umweltfaktoren) zurückgeht. Für das Wiederauftreten und die Chronifizierung einer Depression (insbesondere der frühe Beginn, die Beeinträchtigungen und die Dauer) war die familiäre Häufung affektiver Störungen entscheidend (Sullivan et al., 2000).

Inzwischen liegen zahlreiche Studien vor, die zeigen, dass Misshandlungen und traumatische Kindheitserfahrungen in Interaktion mit bestimmten genetischen Ausstattungen zu akuten Depressionen (letztes Jahr) und zu chronischen Verläufen (Lebenszeit, Wiedererkrankung) führen. Dabei erwiesen sich z. B. Individuen als besonders stressanfällig, wenn sie mit zwei kurzen Allelen des Serotonin-Transportergens ausgestattet sind, während zwei lange

22

Allele einen, wenngleich nicht vollständigen, genetischen Schutz gegenüber Misshandlung und negativen Lebensereignissen darstellen (Risch et al., 2009). Diese *Gen-Umwelt Interaktion* konnte von Pingxing et al. (2009) auch für posttraumatische Belastungsstörungen nachgewiesen werden.

Auch das Gen, das für die Expression des Corticotropin-Releasing-Hormons (Rezeptor 1) verantwortlich ist, stellt bei Vorliegen von zwei Kopien des CRHR1-Haplotyps einen Schutzfaktor gegenüber Misshandlungen im Kindesalter dar (Polanczyk et al., 2009). Kinder, die keine oder nur eine Kopie dieses CRHR1-Gens besitzen, entwickeln bei vergleichbar schweren Misshandlungen deutlich mehr (chronische) Depressionen (vgl. Abb. 3).

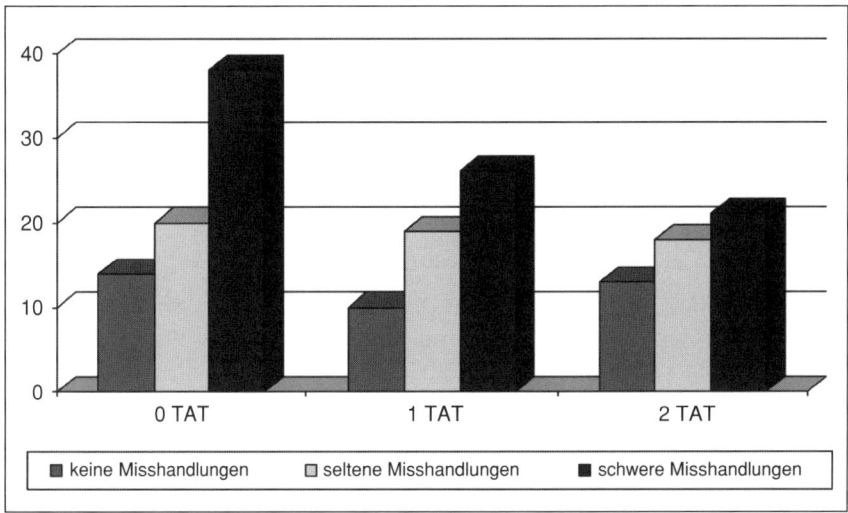

Abbildung 3: Zusammenhang von Corticotropin-Releasing-Hormon-Gen (CRHR1 TAT-Kopien) und chronifizierter Depression (%) bei Misshandlung im Kindesalter (nach Polanczyk et al., 2009)

Durch extreme und vor allem im jungen Alter auftretende Belastungen, soziale Deprivation bzw. Misshandlung sowie Erfahrungen der Ohnmacht und Nichtkontrolle entwickeln sich die typisch *depressiven Schemata* (Kognitive Triade) schon früh und führen zu ungünstigen bzw. defizitären Bewältigungsstrategien bzw. *Verhaltensdefiziten*. Es ist bei vielen Patienten ein früher und durch das gesamte Leben sich ziehender Mangel an positiven (Beziehungs-) Erfahrungen und positiver Verstärkung zu beobachten (Typische Äußerungen sind: *„Ich bin eine Zumutung für andere. Kein Wunder, dass ich keinen Partner habe."* – *„Ich habe in allen Bereichen versagt."* – *„Ich habe nie ein Lob bekommen."*). Entsprechend sind chronisch depressive Patienten häufig auch chronisch frustriert, resigniert sowie abweisend, und können damit für ihre Angehörigen und auch für die Therapeuten eine Belastung sein. Oft kommt es durch die langen Phasen der Depression zu heftigen Entwertungen und stereotyp abwertenden Äußerungen: *„Es hat alles keinen Sinn. Ich werde immer depressiv bleiben"* – *„Bei mir klappt nie irgend etwas"*.

McCullough (2000) nimmt an, dass die kognitiv-emotionale Entwicklung dieser Patienten aufgrund der beschriebenen seelischen und körperlichen Traumatisierungen häufig in einem frühen Stadium zum Stillstand kam. Orientiert an Piagets Entwicklungstheorie (Piaget, 1995) vergleicht er daher das kognitive Funktionsniveau von chronisch depressiven Patienten mit dem Niveau von vier- bis siebenjährigen Kindern, die sich in der „präoperativen" Phase befinden.

Präoperatorische Denkweise (nach Piaget) bei chronisch Depressiven
• monologisierendes Sprechen • präkausale/prälogische Denkweise • Egozentrik • wenig Empathie • kaum Beeinflussung der Denkweise durch Rückmeldung anderer • wenig emotionale Kontrolle unter Stress

Präoperatives Denken und Wahrnehmungsdilemma

Ähnlich wie bei posttraumatischen bzw. dissoziativen Störungen kann es bei chronisch depressiven Patienten zu Abtrennungen und Verzerrungen der Wahrnehmung kommen. McCullough (2000) spricht von einem „Wahrnehmungsdilemma", da die Patienten eine Art „Mauer" zwischen sich und der Umwelt aufbauen, um nicht weiterhin oder noch mehr verletzt zu werden (vgl. Abb. 4). Chronisch depressive Patienten sind wahrnehmungsmäßig von ihrer Umwelt abgelöst, so dass ihr Verhalten nicht durch Konsequenzen, sondern ihre voreingenommene, präoperative Sichtweise gesteuert wird.

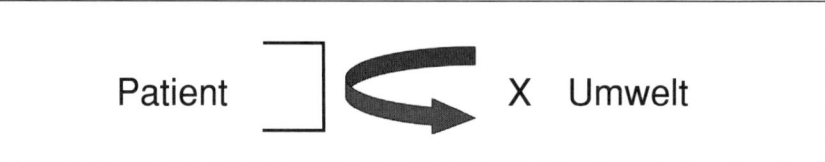

Abbildung 4: Illustration des Wahrnehmungsdilemmas der chronisch depressiven Patienten

Ängstlich-vermeidender Lebensstil immunisiert

Zudem behindern negative Konsequenzen der (kindlichen, jugendlichen) Umwelt das Selbstvertrauen (Selbstwirksamkeit), die Offenheit für Neues, Neugier und Selbstständigkeit. Die Folge ist Unsicherheit, Rückzug und ein ängstlich-vermeidender Lebensstil. Dieser Lebensstil gepaart mit dem Rückstand in der kognitiven Entwicklung habe als Konsequenz, dass Patienten ihre depressiven und dysfunktionalen Annahmen über die eigene Person, ihre Umwelt und ihre Zukunft auch bei korrigierenden Erfahrungen nicht verändern und umstrukturieren können.

24

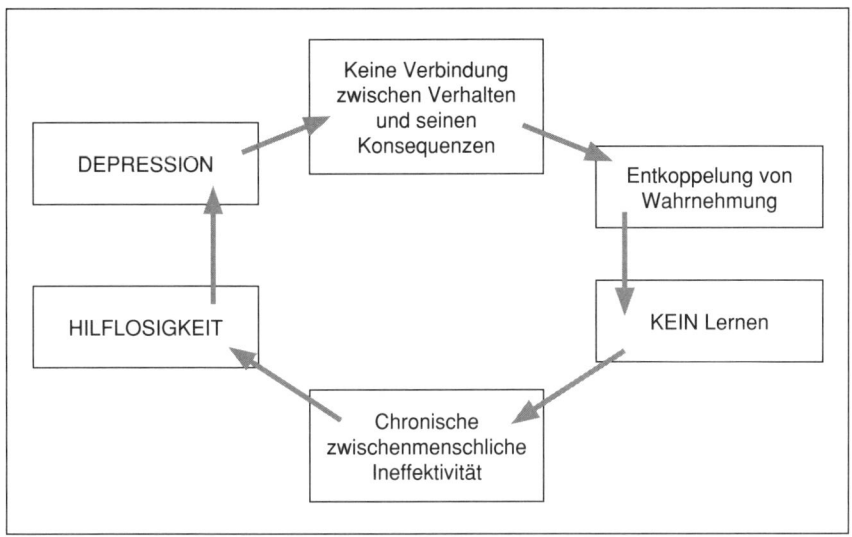

Abbildung 5: Teufelskreis der Hilflosigkeit bei chronischer Depression (nach McCullough, 2000)

Aufgrund der beschriebenen ungünstigen Sozialisations- und Lernerfahrungen (vgl. Abb. 2, S. 21) kommt es zu neurobiologischen, kognitiven und emotionalen Veränderungen, negativistischen Persönlichkeitszügen und Lebenseinstellungen, die sich zu einer tiefen Hilflosigkeitseinstellung und schließlich therapieresistenter, chronischer Depression verfestigen. Dieser Teufelskreis (vgl. Abb. 5), der klinisch einleuchtet und durch viele Erfahrungen bestätigt scheint, ist jedoch bislang unzureichend untersucht und noch nicht empirisch belegt. So fehlen Belege für die Annahmen der präoperativen Denk- und Verarbeitungsstile, das Wahrnehmungsdilemma, selbst die genetischen und neurobiologischen Annahmen sind nicht zweifelsfrei belegt. Hinzu kommt, dass es in allen Untersuchungen immer eine Gruppe von chronisch depressiven Patienten gibt, deren depressive Episoden sowie die Chronifizierung spät einsetzen und in der Kindheit bzw. im Vorfeld keine extremen Belastungen oder gar traumatische Erfahrungen zu finden sind.

2.2 Fallbeispiel zur Ätiologie einer „Doppelten Depression"

Herr D. ist ein alleinstehender, arbeitsloser 27-jähriger Patient, der zusammen mit seiner Tante in einer dörflichen Gemeinde lebt. Er kommt auf Anraten seines behandelnden Psychiaters zur psychotherapeutischen Mitbehandlung, da man *„am Ende der Fahnenstange"* angelangt sei. Seit

Jahren habe er verschiedene Medikamente ausprobiert, ohne dass es darunter zu einer längerfristigen Verbesserung seines Zustandes gekommen sei.

Der Patient gibt an, schon *„solange ich denken kann"* unter Depressionen zu leiden. Seine Stimmung beschreibt er als niedergeschlagen und gleichgültig. Er könne sich kaum über etwas freuen, fühle sich stattdessen leer oder wütend über sich selbst. Er grüble ständig und erlebe große Ängste vor der Zukunft oder vor anderen Menschen. Auch Suizidgedanken seien bei ihm an der Tagesordnung. Er sei unfreiwillig zu einem Einzelgänger geworden, weil er sich von anderen nicht verstanden und abgelehnt fühle. Er habe noch nie eine Beziehung zu einer Frau gehabt, was aber sein größter Wunsch sei. Weiterhin berichtet der Patient über starke Antriebsstörungen, die dazu führten, dass er für alltägliche Tätigkeiten (z. B. sich anziehen) sehr viel Zeit brauchen würde. Sein Schlaf sei unregelmäßig, er sei auch tagsüber müde und erschöpft. Er würde sich wünschen, wieder als Koch arbeiten zu können, habe aber Angst, dabei zu versagen.

Bereits seit der Kindheit bestehe die Neigung zu depressiven Stimmungen, Grübelgedanken und starken Gefühlen der Unzulänglichkeit (Dysthymie mit frühem Beginn). Er habe sich aber erst vor sechs Jahren das erste Mal in Behandlung begeben, als er nach der Rückkehr von einem Auslandsaufenthalt die erste ausgeprägte depressive Episode (Doppelte Depression) erlebt habe. Es folgten ein stationärer und zwei ambulante Behandlungsversuche, die aber nur vorübergehende Besserung erbracht hätten.

Plausibles Zusammenwirken von distalen und proximalen Einflüssen

Der Patient wuchs auf dem Land auf, wo er früh zum Außenseiter wurde, u. a. weil er übergewichtig war und nicht den dort üblichen Dialekt sprach. Der Patient berichtet, von Gleichaltrigen stark gehänselt und teilweise regelrecht gemobbt worden zu sein. Seine Eltern seien in dieser Zeit mit *„eigenen Problemen beschäftigt"* gewesen, so dass er sich ihnen nicht anvertrauen konnte. Darüber hinaus habe sein Vater wenig Interesse an ihm gehabt, auch kein Vertrauen in die Fähigkeiten des Sohnes. Möglicherweise sei der Vater selbst depressiv gewesen, er lebte zurückgezogen und war meist gereizt. Seine Eltern stritten sich seinetwegen häufig, in seinem 9. Lebensjahr erfolgte die Scheidung. Daraufhin fühlte er sich für das Wohlergehen der Mutter verantwortlich, bei der er lebte. Es entwickelte sich eine symbiotische Beziehung zwischen beiden. In seinem 15. Lebensjahr verstarb die Mutter plötzlich an einem Herzinfarkt. Er habe dann noch ein Jahr bis zum Abschluss der Realschule bei seiner Tante gelebt. Zu seinem Vater habe er nie mehr Kontakt gehabt. Er sei danach für drei Jahre zu Verwandten nach England gegangen, wo er eine Ausbildung als Koch absolviert habe. Nach seiner Rückkehr sei er von einer Frau, in die er sich verliebt hatte, zurückgewiesen worden. Nach diesem Erlebnis habe er sich völlig zurückgezogen und immer stärkere Suizidgedanken entwickelt, die schließlich zu einer stationären Aufnahme führten. Kurz nach der Klinikentlassung unternahm Herr D. einen Suizidversuch, indem er von einer Brücke sprang. Bis jetzt sei es ihm nicht gelungen, beruflich Fuß zu fassen oder eine Beziehung zu einer Frau einzugehen. Er habe bis auf wenige Kontakte zu ehemaligen Mitpatienten und zu einem Cousin keine Freunde (vgl. Abb. 2, S. 21).

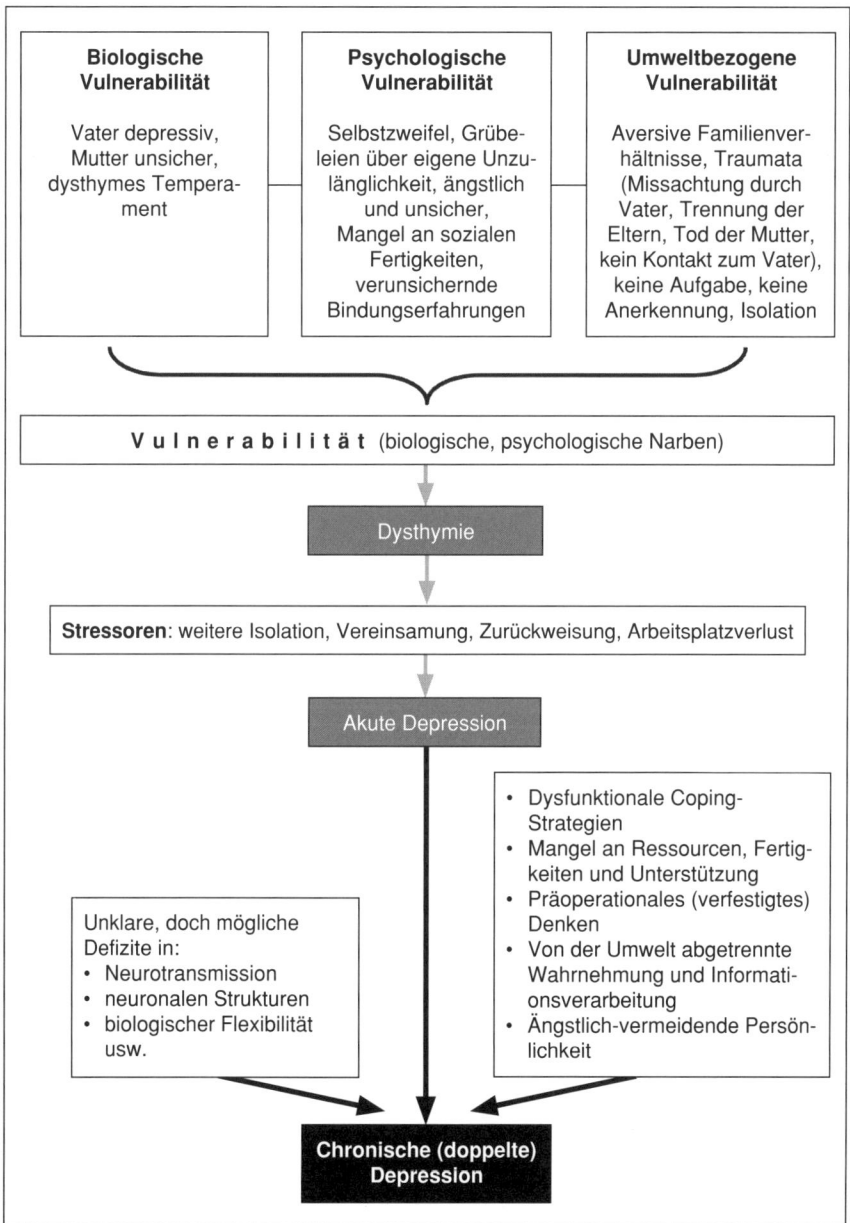

Abbildung 6: Entstehungsgeschichtlich relevante Merkmale zur Falldarstellung Herr D. (entsprechend Abb. 2, S. 21)

3 Diagnostik und Indikation

Evidenzbasierte Behandlungs- leitlinien liegen vor Dieser Abschnitt stellt konkrete Regeln und Handlungsanweisungen für die Diagnostik, die Verlaufskontrolle und die Indikation von Psychotherapie bei chronischen Depressionen dar. Dabei wird auf die aktuelle „Nationale Versorgungsleitlinie Depression" Bezug genommen (http://www.depression. versorgungsleitlinien.de/), welche rational begründete und wissenschaftlich überprüfte *(„evidence based")* Behandlungsempfehlungen zur Grundlage einer klinischen Entscheidung abgeben. Dadurch soll eine angemessene Qualitätskontrolle der durchgeführten Therapie ermöglicht werden.

3.1 Eingangs-, Verlaufs- und Erfolgsdiagnostik

Die Tabelle 6 fasst zusammen, welche Methoden und Instrumente für welche diagnostischen Ziele im Rahmen der Diagnostik chronischer Depressionen empfohlen werden. Alle Instrumente, die bereits in Kapitel 1.7 vorgestellt wurden, werden hier in der gängigen Abkürzung angeführt (siehe auch Hautzinger, 2010; Hautzinger & Meyer, 2002).

Diagnose, Differenzialdiagnose: Durch die genannten Instrumente (SKID I und II) kann eine Diagnose nach ICD-10 bzw. DSM-IV gestellt werden und es können konkrete Aussagen über komorbide Störungen formuliert werden.

Bestimmung des Typs chronischer Depression: Mithilfe einer „Lifechart" (Schaubild zum Krankheitsverlauf) wird es möglich, den genauen Typ der chronischen Depression (Dysthymia, chronische depressive Episode, doppelte Depression, unvollständige Remission einer depressiven Episode) zu bestimmen (vgl. Kap. 1.2, Abb. 1, S. 8) sowie zu benennen, ob es sich bei der chronischen Depression um eine Form mit frühem oder späterem Beginn handelt (vor oder nach dem 21. Lebensjahr).

Schweregradbeurteilung, Psychometrie: Um den Schweregrad der aktuellen Depression möglichst genau bestimmen zu können, gilt als Standard, sowohl Fremd- als auch Selbstbeurteilungen einzusetzen. Für die Selbstbeurteilung ist das BDI II (Hautzinger et al., 2007) und bei der Fremdbeurteilung durch einen Kliniker die MADRS (Montgomery & Asberg, 2005) zugänglich und einfach nutzbar (vgl. Hautzinger & Meyer, 2002; auch Kap. 1.7).

Ausmaß der Therapieresistenz: Eine Möglichkeit, die bislang stattgefundenen Behandlungsversuche (ambulant, stationär, physikalisch, pharmako-

Tabelle 6: Empfohlene Instrumente zur Diagnostik bei chronischer Depression (vgl. auch Kap. 1.7, Tab. 3, S. 14/15, Hautzinger & Meyer, 2002)

Diagnostisches Ziel	Instrument
Diagnose, Differenzialdiagnose, Komorbiditäten	• SKID I und SKID II
Krankengeschichte, Anamnese, Bestimmung des Typs chronischer Depression	• Biografie, Anamnese • Lifechart (Krankheitsanamnese)
Therapieresistenz	• Liste mit allen bisherigen Behandlungs-versuchen (einschl. Dokumentation der Dosis, Dauer und des Erfolges)
Schweregradbeurteilung	• Selbstbeurteilung mittels BDI II • Fremdbeurteilung mittels MADRS
Grad der Traumatisierung	• CTQ (Selbstbericht)
Evaluation- und Verlaufs-diagnostik, Qualitätskontrolle	• BDI II und MADRS • Überprüfung der Zieleliste hinsichtlich der Erreichung der Ziele
Problemanalyse	• Problemliste, Zieleliste

bzw. psychotherapeutisch) zu erfassen, stellt die detaillierte Auflistung – idealerweise in Verbindung mit der Lifechart (Krankengeschichte) – aller Interventionen (Zeitpunkt, Dauer, Umfang, Dosierung, Abbruch, Erfolge) dar.

Grad der Traumatisierung: Chronisch depressive Patienten haben in ihrer Kindheit in den meisten Fällen Vernachlässigung, Misshandlungen, Missbrauch, Verluste oder Trennungen erfahren (z. B. Wiersma et al., 2009). Zur Erfassung dieser frühen Traumatisierungen hat sich der Einsatz des relativ kurzen „Childhood Trauma Questionnaire" (CTQ, vgl. Kap. 1.7.2) oder des aufwändigeren, dafür detaillierteren und genaueren „Early Trauma Inventory" (Bremner et al., 2000) bewährt. Es gibt erste Hinweise, dass insbesondere die früh traumatisierten Patienten von einer Psychotherapie besonders gut profitieren (Nemeroff et al., 2003).

Evaluation, Qualitätskontrolle sowie Problemanalyse und Zielformulierung: Zur Qualitätskontrolle und Dokumentation einer Behandlung ist eine Erfolgs- und Verlaufskontrolle mittels BDI II sowie MADRS angezeigt.

Orientiert an dem Störungswissen zur chronischen Depression (vgl. Kap. 2) und der Fallkonzeption sollten individuelle Problembereiche des Patienten eingegrenzt und aufgelistet sowie in konkrete Therapieziele umformuliert werden. Typische und häufige Problembereiche bei einer chronischen De-

Erfassung der Therapieversuche und Therapieresistenz wichtig

Individuelle Problem-, Prägungs- und Zielanalyse

pression sind: Rückzug und soziale Isolation, chronische Belastungen und aversive Lebensbedingungen, innere Abgrenzung und Opferhaltung, fehlende Empathie, Nichtwahrnehmung des eigenen aversiven Stimuluscharakters in sozialen Interaktionen, mangelnde Erfahrungsverarbeitung, ungenaues Beobachten von anderen und der Wirkung auf andere, dysfunktionale und starre (kindliche) Denkmuster, Hoffnungslosigkeit, niedriger Selbstwert, unverarbeitete traumatische Erfahrungen, ungenaues bzw. fraktioniertes Erinnern, Fertigkeitendefizite sowie Nichtakzeptanz einer chronischen Behinderung.

3.2   Indikation und Behandlungsleitlinien

Für Patienten mit chronischen Depressionen wurden bislang vergleichsweise wenige kontrollierte Therapiestudien durchgeführt. Die existierenden Studienergebnisse weisen jedoch darauf hin, dass Psychotherapie auch bei chronischen Depressionen wirksam ist (vgl. Kap. 5). Dabei erweist sich meist die Kombination aus Psychotherapie und medikamentärer Therapie erfolgreicher als Monotherapien.

Hierbei lassen sich drei Formen unterscheiden:
1. Psychotherapie wird nach einer Pharmakotherapie in der Akutbehandlungsphase eingeführt (sequenziell).
2. Die eine oder andere Behandlungsform wird zusätzlich bei Nichtansprechen bzw. geringer Effektivität einer alleinigen Behandlungsform eingeführt (augmentierend).
3. Beide Behandlungsformen werden gleichzeitig (simultan) angewendet.

Bezüglich der Akutbehandlung depressiver Patienten (siehe dazu Hautzinger, 2010) fanden Übersichtsarbeiten keine zusätzlichen, d. h. additiven bzw. synergistischen Effekte auf die Symptomreduktion für eine Kombination aus psychotherapeutischen Verfahren (Kognitive Verhaltenstherapie – KVT oder Interpersonelle Psychotherapie – IPT) und verschiedenen Pharmakotherapien. Dem stehen Befunde gegenüber, dass depressive Patienten bei einer Kombinationstherapie (Antidepressiva und Psychotherapie) eine höhere Medikamenten Compliance aufweisen, weniger häufig die Behandlung abbrechen, besser kooperieren, weniger zusätzliche Behandlungsangebote in Anspruch nehmen (Kosteneffizienz), eine höhere soziale Anpassung zeigen und längerfristig die günstigsten Ergebnisse hinsichtlich der Rezidivhäufigkeit aufweisen (De Jong-Meyer et al., 1996; Hautzinger et al., 1996).

Kombination von Psychotherapie und Antidepressiva indiziert

Für spezifische Subgruppen liegen hingegen hinreichende Studienbelege vor, die eine Differenzialindikation zur Kombinationstherapie von Antidepressiva und Psychotherapie erlauben: Für schwere depressive Episoden, chronisch depressive Patienten sowie rezidivierende Depressionen sind signifikante additive Effekte einer Kombinationstherapie gegenüber einer alleinigen Psychotherapie nachgewiesen (Keller et al., 2000; Schramm et al., 2007; Stangier et al., 2012).

Zusammenfassung

Folgende Empfehlungen lassen sich gegenwärtig formulieren:
- Bei allen Formen der chronischen Depression gilt, dass eine Kombinationstherapie mit Psychotherapie und Antidepressiva gegenüber einer Monotherapie generell wirksamer ist.
- Nur bei leichteren chronischen Depressionen (insb. bei der Dysthymie) kann auch eine alleinige psychotherapeutische Behandlung erwogen werden.
- Nur bei schweren chronischen Depressionen ist die Indikation zur Kombinationsbehandlung aus Pharmakotherapie und Psychotherapie vorrangig.
- Spezifische Erweiterungen bewährter Psychotherapien, wie CBASP, können als empirisch bewährte Psychotherapien bei (schweren) chronischen Depressionen empfohlen werden. Insbesondere wird CBASP bei Patienten mit frühen traumatischen Beziehungserfahrungen empfohlen.
- Jegliche Psychotherapie sollte in ausreichender Dauer (30 bis 50 Therapiesitzungen) durchgeführt werden.
- Zur Stabilisierung des Therapieerfolgs sowie zur Senkung des Rückfallrisikos sollte eine psychotherapeutische Nachbehandlung (Erhaltungstherapie) eingeleitet werden.
- Bei (pharmako-)therapieresistenter Depression sollte den Patienten immer eine angemessene Psychotherapie angeboten werden.

Da jedoch die Befundlage bezüglich chronischer Depressionen nicht eindeutig und hinreichend abgesichert ist, führen wir (Schramm et al., 2011) eine Untersuchung mit chronisch depressiven Patienten mit frühem Krankheitsbeginn und multiplen (wenig erfolgreichen) Vorbehandlungen durch, bei denen alle Patienten unmediziert sind und alleine durch eine intensive, über fast ein gesamtes Jahr laufende Einzeltherapie behandelt werden. Zudem wird derzeit bei dieser Patientengruppe die Wirksamkeit eines störungsspezifischen stationären Behandlungskonzeptes untersucht (Brakemeier et al., 2011).

Behandlungszeitraum meist über ein Jahr

4 Behandlung

In diesem Abschnitt stellen wir ein Behandlungskonzept vor, das sich bereits empirisch und in der ambulanten Versorgung chronisch depressiver Patienten bewährt hat. Dieses Konzept beruht in erster Linie auf der störungsspezifischen und integrativen Psychotherapie „CBASP", wobei bewährte kognitive und interpersonelle Strategien ergänzend genutzt werden können.

31

Generell gilt für jede Psychotherapie mit chronisch depressiven Patienten, dass diese Behandlung für Patienten wie für Therapeuten eine größere Herausforderung und Anstrengung darstellt als Psychotherapie akuter episodischer Depressionen. Die chronischen Depressionen zeichnen sich durch ein hohes Maß an Resistenz und Entmutigung aus. Daher gestaltet sich der Beziehungsaufbau oft schwierig (vgl. auch Kap. 2.1).

Langzeit-
therapie
mit erhöhter
Intensität und
häufigeren
Kontakten
sinnvoll

Die ambulante Psychotherapie ist deshalb als Langzeittherapie von meist 60 oder gar 80 Sitzungen über 15 bis 18 Monate anzulegen. Die Behandlungsfrequenz sollte anfangs mit höherer Intensität (zwei Therapiekontakte wöchentlich) erfolgen. Zudem können phasenweise stationäre, multidisziplinäre Behandlungen erforderlich sein (vgl. Kap. 4.2). Therapeuten sollten erfahren und in der Anwendung von therapeutischen Methoden flexibel und kreativ sein. Die Interaktion erfordert ein hohes Maß an Geduld, Optimismus, Aktivität, Direktivität und Selbsterfahrung.

Das Ende einer längeren Psychotherapie sollte gut und rechtzeitig vorbereitet werden, da der Therapie bei erfolgreichem Beziehungsaufbau für die häufig isolierten, chronisch depressiven Patienten enorme Bedeutung zukommt. Empfohlen wird daher in allen Richtlinien, nach der Akuttherapie eine Erhaltungstherapiephase zur Stabilisierung des Behandlungserfolgs und zur Reduzierung des Rückfallrisikos anzubieten. Dabei sind die Abstände zwischen den Therapiekontakten vergrößert, können jedoch bei Krisen wieder intensiviert werden.

4.1 Ambulante Psychotherapie

Hinter dem etwas sperrigen Namen *„Cognitive Behavioral Analysis System of Psychotherapy"* (CBASP; gesprochen „zibäsp" – McCullough, 2000, 2003, 2006) verbirgt sich eine Psychotherapie, welche spezifisch zur Behandlung der chronischen Depression entwickelt und evaluiert wurde. Die Basis hierfür bildet McCulloughs langjährige klinische Erfahrung mit therapieresistenten und chronisch depressiven Patienten. Entsprechend den Prämissen von McCullough fokussiert CBASP in erster Linie auf soziales und interpersonelles Lernen, da er annimmt, dass bei chronisch Depressiven durch vielfältige traumatische Lebenserfahrungen die Entwicklung vom präoperationalen zum operationalen Denken blockiert sei und in der Folge sich im interpersonellen Bereich die größten Auswirkungen zeigen würden (vgl. Kap. 2). Daher wird die therapeutische Beziehung zu einem wichtigen Gegenstand in der Therapie.

Folgende Ziele werden im therapeutischen Prozess angestrebt:
1. Patienten sollen erkennen, dass ihr *Verhalten* – entgegen ihrer Erwartungen bzw. früheren Lernerfahrungen – *Konsequenzen hat* („Wahrgenom-

mene Funktionalität"), wodurch sie aus der erlernten chronischen Hilf-
und Hoffnungslosigkeit herauskommen.

2. Patienten sollen lernen, ihren *Stimuluscharakter,* den sie auf andere haben,
   sowie den Stimuluscharakter, den andere auf sie haben, einzuschätzen,
   gezielt einzusetzen und somit authentische *Empathie* (wieder) zu erwerben.
3. Patienten sollen *soziale Problemlösefertigkeiten* und *positive Bewälti-*
   gungsstrategien erlernen und in Situationen anwenden können, um ihre
   individuellen Ziele zu erreichen.
4. Es sollte zu einem *interpersonellen Heilungsprozess* bzgl. früherer Traumata kommen.

CBASP ist in erster Linie eine kognitive Verhaltenstherapie, in der es um
das Erlernen neuer Verhaltens- und Denkstrategien, aber darüber hinaus
auch um das transparente Erlernen bzw. Erleben neuer korrigierender Beziehungserfahrungen geht.

CBASP ist eine
integrative,
störungs-
spezifische
Psychotherapie

> **Merke:**
>
> CBASP ist eine integrative, störungsspezifische Psychotherapie: Patienten
> lernen neues interpersonelles Verhalten und kognitives Verarbeiten. Sie
> erfahren eine neue korrigierende (therapeutische) Beziehung.

Um diese Ziele zu erreichen, sollte eine Psychotherapie der chronischen
Depression – wie CBASP – verschiedene psychologische Ansätze und
Strategien integrieren:
1. Piagets Theorie der kognitiv-emotionalen Entwicklung,
2. Skinners Erkenntnisse zur Bedeutung des operanten Lernens,
3. Seligmanns Modell der erlernten Hilflosigkeit,
4. Becks kognitives Modell der Depression,
5. Banduras Theorie des sozialen Lernens,
6. Kieslers Modell zur interpersonellen Theorie,
7. Freuds Übertragungskonzept und Beziehungsgestaltung.

Persönliches
Einlassen,
Interpersonelle
Diskrimination,
Übertragungs-
und Situations-
analysen

Daraus resultieren folgende spezifische Therapiestrategien:
- Als zentrale Elemente gelten die *Situationsanalyse (SA)* mit *Verhaltens-*
  trainings durch Rollenspiele, kognitive Umstrukturierung und Transfer-
  übungen.
- Zudem fließen interpersonelle Strategien durch die Nutzung des *Kiesler*
  Kreises (KK) u. a. zur Gestaltung der therapeutischen Beziehung ein.
- Kindheits- und Lebenserfahrungen werden durch die *Liste prägender*
  Bezugspersonen (LpB) in einen Zusammenhang zu den heutigen inter-
  personellen Problemen, u. a. auch mit den Therapeuten gestellt. Daher
  werden *Übertragungshypothesen (ÜH)* proaktiv bereits in der ersten
  Phase der Therapie für den Patienten transparent eingeführt.
- Als innovative Art der therapeutischen Beziehungsgestaltung lässt sich
  das *disziplinierte persönliche Einlassen (DPE)* bezeichnen, welches

durch das Preisgeben persönlicher Gefühle und Reaktionen eine auf die Bedürfnisse chronisch Depressiver adaptierte Rolle des Therapeuten und eine adaptierte therapeutische Beziehung ermöglicht.

- In Verbindung damit stehen *Interpersonelle Diskriminationsübungen (IDÜ)*, durch welche den Patienten transparent gemacht wird, dass die Therapeuten anders – häufig entgegengesetzt – als die missbrauchenden, vernachlässigenden, negativen prägenden Bezugspersonen aus seinem bisherigen Leben reagieren, woraus heilsame Beziehungserfahrungen resultieren können.

Abbildung 7 stellt diese an CBASP orientierte Psychotherapie mit den einzelnen Elementen dar, auf die im Folgenden ausführlicher eingegangen wird (für eine detaillierte Beschreibung siehe McCullough, 2000; Schramm et al., 2006).

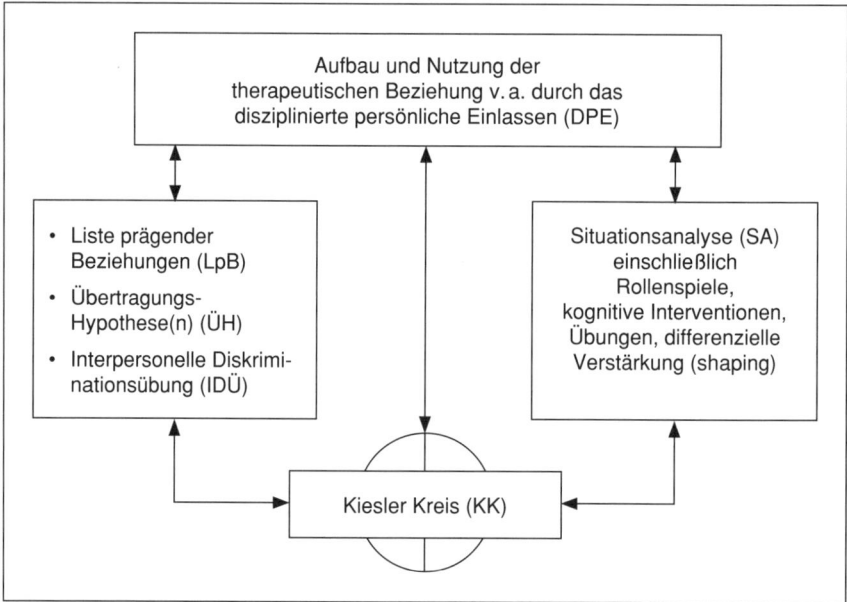

Abbildung 7: Elemente der Psychotherapie der chronischen Depression

4.1.1 Typischer Behandlungsaufbau und -ablauf

Diagnostik, Anamnese-erhebung und Erklärungen (Psycho-edukation)

Bei den ersten Kontakten wird eine ausführliche Anamnese des Patienten mit dem Ziel erhoben, die chronische Depression möglichst genau zu definieren. Hierbei sollten die Entstehung (Frühbeginn vs. Spätbeginn mit Kriterium vor oder nach dem 21. Lebensjahr), der Verlauf und der Schwe-

34

regrad diagnostiziert werden, um zwischen den Formen der chronischen Depression unterscheiden zu können (vgl. Kap. 1 und Kap. 3).

Zudem wird der Patient in die Psychotherapie eingeführt, wobei er insbesondere auf die neue Art der therapeutischen Beziehungsgestaltung – das disziplinierte persönliche Einlassen (DPE) – vorbereitet wird, was zum Beispiel wie folgt lauten kann:

> „Sie werden in unseren Sitzungen wahrscheinlich bemerken, dass ich mich anders verhalte als bisherige Therapeuten oder als Sie es vielleicht von mir erwarten. So werde ich Ihnen häufig mitteilen, was Sie in mir auslösen, welche Gefühle bei mir über Sie entstehen und was ich über Sie denke. Ich werde mich hier also als Mensch zeigen, indem ich von mir etwas preisgebe und nicht nur als Therapeut, der über sich selbst nie etwas berichtet. Dabei werde ich mich sehr bemühen, immer ehrlich und authentisch zu sein. Ich hoffe, dass Sie sich dadurch auch leichter öffnen und sich mir anvertrauen können."

Ab der zweiten Sitzung kann bereits unter Nutzung der *Liste prägender Bezugspersonen* (vgl. auch Karte im Anhang des Buches) mit der Erarbeitung von *kausal-theoretischen Schlussfolgerungen (Prägungen)* begonnen werden, woran sich die Formulierung von *Übertragungshypothesen* (vgl. auch die Karte im Anhang des Buches) anschließt. Dieser Prozess erstreckt sich meist über mehrere Sitzungen (je nach Schweregrad der Depression und Anzahl der Bezugspersonen). Der *Kiesler Kreis* (vgl. Anhang, S. 84) und die *Situationsanalyse* (vgl. Anhang, S. 85) werden anschließend eingeführt. Die Situationsanalyse wird danach in nahezu jeder Sitzung anhand neuer problematischer sozialer Situationen mit dem Ziel erarbeitet, dass Patienten mit der Zeit diese Übung zunehmend eigenständig durchführen können. Meist wird die Situationsanalyse mit dem Kiesler Kreis verknüpft. Zudem sollten immer *Verhaltensübungen* (Rollenspiele) und *kognitive Umstrukturierungen* (Training konstruktiver Kognitionen) bei der Lösungsphase der Situationsanalyse genutzt werden. Schließlich wird in geeigneten Situationen das *disziplinierte persönliche Einlassen* möglichst immer mit anschließender *Interpersoneller Diskriminationsübung* eingesetzt, wobei die Interpersonelle Diskriminationsübung auch im Anschluss an eine Situationsanalyse genutzt werden kann. Abbildung 8 verdeutlicht diesen Behandlungsablauf.

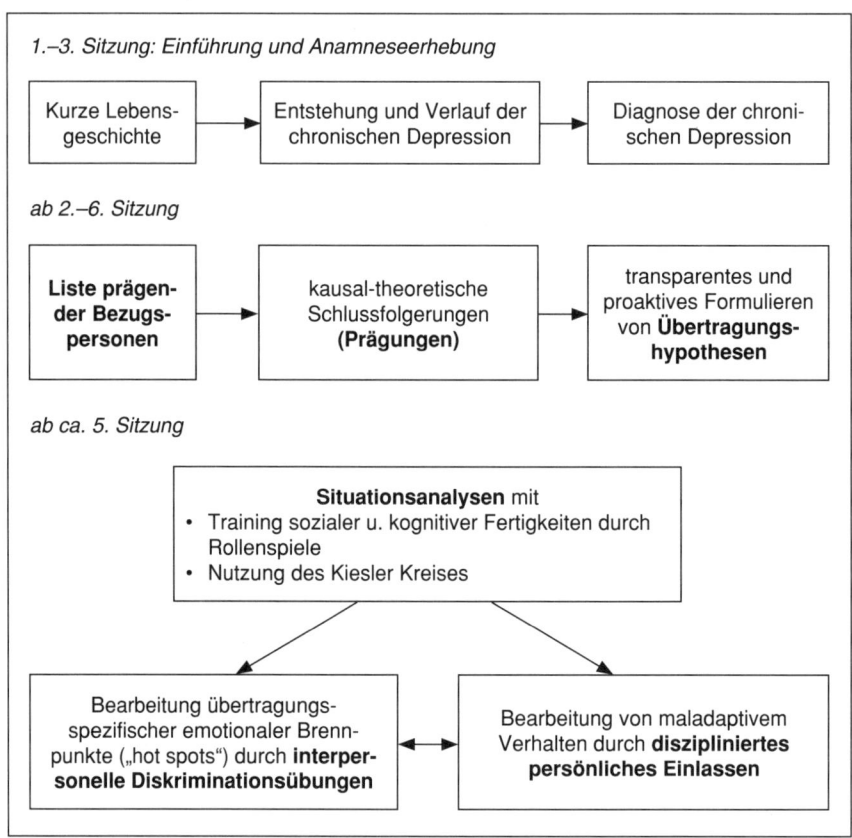

Abbildung 8: Möglicher Ablauf der Psychotherapie bei chronischer Depression

4.1.2 Liste prägender Bezugspersonen mit Übertragungshypothesen

Interpersonelle und psychodynamische Techniken sollen die negativen, oft traumatisierenden Erfahrungen von Patienten aus ihrer Vergangenheit bearbeiten helfen. Chronisch depressive Patienten zeigen die Tendenz, Therapeuten und andere Personen mit einer wichtigen, doch häufig verletzenden Bezugsperson aus ihrer Vergangenheit gleichzusetzen. Dadurch können Veränderungsmotivation und Verhaltensänderungen behindert werden, da Patienten implizit erwarten, dass auch ihr Therapeut sie zurückweist, bestraft, verlässt, missbraucht. Therapeuten sollten daher möglichst schnell Informationen über die Beziehungsgeschichte der Patienten bekommen, um ihre misstrauischen, teilweise feindseligen Verhaltensweisen (z. B. nur auf den Boden schauen; Äußerungen, dass alles nichts bringen werde; etc.) besser einordnen und verstehen zu können.

Die Einführung und Bearbeitung der Liste prägender Bezugspersonen kann wie folgt begründet werden:

> „Wir beginnen mit dieser Liste prägender Bezugspersonen aus drei Gründen:
> - Zum einen möchte ich Sie möglichst schnell möglichst gut kennenlernen. Ich möchte verstehen, warum Sie heute so sind wie Sie sind und woher Ihre Probleme kommen.
> - Zum zweiten können auch Sie vielleicht Ihre Probleme aus einer anderen Sicht sehen und besser verstehen, warum Sie so sind wie Sie sind.
> - Schließlich ist es für unsere Therapie wichtig, möglichst früh zu schauen, ob auch zwischen uns Probleme auftauchen könnten, die Sie von früheren Beziehungen kennen. Wir werden herausfinden, ob Sie Befürchtungen an unsere therapeutische Beziehung haben, welche die Therapie negativ beeinflussen könnten."

Erarbeitung der Liste prägender Bezugspersonen

Der Patient wird danach gebeten, bis zu sechs prägende Bezugspersonen aus seinem Leben aufzulisten, was der Therapeut wie folgt einleiten kann (modifiziert nach McCullough, 2000; Schramm et al., 2006, vgl. Anhang, S. 83):

> „Ich möchte, dass Sie auf Ihr Leben zurückblicken und die Menschen nennen, die Ihrer Meinung nach den größten Einfluss auf die Gestaltung Ihres Lebensweges bzw. Ihrer Persönlichkeit hatten. Diese Menschen nennen wir prägende Bezugspersonen – oder auch im Englischen die „Big Player" Ihres Lebens. Diese prägenden Bezugspersonen sind also mehr als „nur" Freunde und Bekannte. Es sind Menschen, die bei Ihnen sozusagen eine Prägung oder einen Stempel hinterlassen haben und deren Einfluss Ihr Leben und Ihre Persönlichkeit bis heute geformt hat. Diese Einflüsse können positiv oder negativ, gut oder schlecht, schmerzhaft oder hilfreich oder insgesamt ambivalent gewesen sein. Meist sind dies Menschen aus unserer Kindheit wie die Eltern, Großeltern oder Geschwister. Es können aber darüber hinaus auch Menschen aus der Jugend oder dem frühen Erwachsenenleben sein – wie zum Beispiel Lehrer oder erste wichtige Partner oder Freunde. Schließlich können die Bezugspersonen auch aus dem jetzigen Leben kommen wie Ihr derzeitiger Partner, Ihre Kinder, Ihr Chef, derzeitige Arbeitskollegen oder wichtige aktuelle Freunde. Bitte nennen Sie jetzt diese Personen, wobei es nicht mehr als sechs sein sollten."

Nachdem die Namen genannt und möglichst auf einer Tafel oder Flip-Chart notiert wurden, gehen Therapeut und Patient gemeinsam die Personen nacheinander durch, wobei Therapeuten in einer aktiv-zugewandten, empathischen Art (im Kiesler Kreis: freundlich-dominant, vgl. unten) die Exploration leiten. Diese aktive unterstützende therapeutische Haltung ist wichtig, da Patienten in dieser Übung am Ende Kausalzusammenhänge zwischen

Aktiv-zugewandte, empathische, unterstützende Haltung bei der LpB

heutigen Problemen und den (damaligen) Bezugspersonen herstellen sollten. Dies stellt oft hohe Anforderungen an Patienten, da dies eine erste
Übung im formal operationalen Denken darstellt und Patienten meist noch
im präoperationalen Denken verhaftet sind (vgl. Kap. 2).

Zur Einleitung jeder Exploration einer Bezugsperson sind folgende Fragen
empfehlenswert, die hier am Beispiel eines Vaters als prägende Bezugsperson veranschaulicht werden:

- „Wie war es für Sie, mit Ihrem Vater aufzuwachsen?"
- „Was war Ihr Vater für ein Mensch in Ihren Augen?"
- „Wie war er zu Ihnen?"

Dabei sollten Therapeuten vier bedeutsame Kategorien berücksichtigen und
Informationen zu diesen Bereichen zusammentragen. Tabelle 7 zeigt die
vier Kategorien und die Möglichkeiten, wie diese Bereiche erfragt werden
können (vgl. auch die Karte im Anhang des Buches).

Tabelle 7: Die vier wichtigen Bereiche bei der Liste prägender Bezugspersonen und mögliche Explorationsfragen

Kategorie	Beispielfragen
Nähe/ Intimität	• Haben Sie sich Ihrem Vater auch körperlich nah gefühlt? • Hat Ihr Vater Sie in den Arm genommen? • Haben Sie miteinander gekuschelt? • Hat er Sie gestreichelt? • Wenn ja: Hat sich diese Nähe immer gut angefühlt für Sie? • Hat Ihr Vater Sie auch mal an Körperstellen berührt, die für Sie unangenehm waren? (…)
Emotionale Bedürftigkeit	• Wie hat Ihr Vater reagiert, wenn Sie einen Wunsch oder ein Bedürfnis geäußert haben? • Hat Ihr Vater Sie getröstet, wenn Sie traurig waren, Probleme hatten, weinen mussten? • Hat sich Ihr Vater für Sie/Ihre Interessen/Ihre Probleme/Ihre Hobbys/Ihre Freunde interessiert? • Hat Ihr Vater mitbekommen, wenn Sie schlecht gelaunt waren? • Konnte sich Ihr Vater mit Ihnen freuen?
Fehler/ Versagen	• Wie hat Ihr Vater reagiert, wenn Sie einen Fehler gemacht haben? • Wie hat Ihr Vater reagiert, wenn Sie eine schlechte Note mit nach Hause gebracht haben? • Wie hat Ihr Vater reagiert, wenn Sie aus Versehen etwas kaputt gemacht haben? • Hat Ihr Vater Sie bestraft, wenn Sie in seinen Augen etwas falsch gemacht haben? Wie sahen die Strafen aus? • Hat Ihr Vater Sie gelobt, wenn Sie etwas (besonders) gut gemacht haben?
Negativer Affekt	• Jedes Kind ist ja mal trotzig oder wütend. Wie ist Ihr Vater damit umgegangen? • Wie hat Ihr Vater reagiert, wenn Sie traurig/wütend/ärgerlich/trotzig waren?

Nähe/Intimität,
emotionale
Bedürftigkeit,
Fehler/
Versagen,
negativer Affekt

Wenn der Therapeut den Eindruck hat, über ausreichend Informationen bezüglich der Beziehung zwischen dem Patienten und der prägenden Bezugsperson zu verfügen, versucht der Therapeut den Patienten dahin zu führen, *kausal-theoretische Schlussfolgerungen* abzuleiten. Es hat sich im klinischen Alltag bewährt, die kausal-theoretischen Schlussfolgerungen auch als Prägung, Stempel oder Spur zu bezeichnen.

Hierbei sind folgende Fragen für den Therapeuten hilfreich:

- „Erzählen Sie mir, in welcher Weise Ihr Vater Sie beeinflusst und dazu beigetragen hat, dass Sie so sind, wie Sie heute sind?"
- „Was für ein Mensch sind Sie aufgrund des Einflusses Ihres Vaters geworden?"
- „In welcher Weise hat Ihr Vater einen Stempel auf Ihnen hinterlassen?"
- „Welche Spur hat Ihr Vater bei Ihnen hinterlassen?"

Wenn ein Patient beginnt, in freier Assoziation Lebensereignisse zu beschreiben, sollte er durch den Therapeuten gestoppt und freundlich aufgefordert werden, konkrete Beispiele zu nennen. Wenn ein Patient Schwierigkeiten beim Ableiten der Prägung hat, kann der Therapeut direkt und direktiv helfen. So kann zum Beispiel durch die Formulierung eines ersten Satzteils ein Patient zu der Prägung hingeleitet werden, wie es das Beispiel verdeutlicht:

„Ich möchte Ihnen helfen beim Finden der Prägung, denn das ist wirklich schwer. Ich werde jetzt einen Satz beginnen und Sie können probieren, ihn zu vervollständigen: Weil Sie mit diesem Vater aufgewachsen sind, der Sie immer abgewertet hat, Sie schlecht gemacht und häufig bloß gestellt hat, ist es bei Ihnen bis heute so, dass – bitte ergänzen Sie."

Tabelle 8 zeigt ein Beispiel einer Liste prägender Bezugspersonen einer chronisch depressiven Patientin, die wir in stationärer Behandlung hatten.

Tabelle 8: Liste prägender Bezugspersonen von einer Patientin

Prägende Bezugspersonen	Zusammenfassung der Exploration	Prägungen
1. Vater	Er war und ist sehr dominant und abwertend zu mir; hat mich – seitdem ich denken kann – beschimpft und gedemütigt; habe bei ihm trotzdem Lehre gemacht, wo er mich auch nur vorgeführt hat. Ich habe bis heute keinen Selbstwert und das Gefühl, die absolute Versagerin zu sein.	Ich bin schlechter als alle anderen und wertlos, weil ich mich immer als Versagerin fühle.

Tabelle 8: Fortsetzung

Prägende Bezugspersonen	Zusammenfassung der Exploration	Prägungen
2. Mutter	Sie war mit allem überfordert, hat zwar mitbekommen, wie mein Vater mich beschimpft hat, hat mich aber nie in Schutz genommen. Sie hat gekocht und geputzt und mir Kleidung gekauft, aber sonst war sie nicht für mich da.	Ich fühle mich allein gelassen mit meinen Problemen.
3. Schwester	Sie wollte mir zwar helfen, aber konnte es letztlich nicht. Sie war ja auch das Lieblingskind von Papa und konnte mich nicht wirklich verstehen. Bis heute gibt sie mir gut gemeinte Ratschläge, die aber nichts helfen.	Andere wissen es immer besser als ich, aber können mir nicht helfen.
4. Oma	Sie war früher mein Lichtblick. Bei ihr fand ich Geborgenheit und Ruhe. Sie hat mich so angenommen wie ich war, mit mir gekuschelt und mich auch mal gelobt. Aber dann bekam sie Alzheimer als ich sechs Jahre war. Ich habe als Kind nicht verstanden, dass sie immer merkwürdiger wurde und sich immer mehr zurückgezogen hat – auch von mir.	Wenn ich mich auf jemanden einlasse, dann werde ich letztlich doch enttäuscht und wieder allein gelassen.
5. Mein Mann	Er war zunächst meine Rettung vor meinem Vater, aber ich habe schnell gemerkt, dass er mich auch nicht ernst nimmt. Bis heute ist das so, ich sage etwas und er reagiert entweder gar nicht oder macht erst recht das Gegenteil. Wir leben eigentlich nur noch nebeneinander her und bleiben wohl wegen der Kinder zusammen.	Wenn ich etwas sage, werde ich nicht ernst genommen.

Vorformulierung von Übertragungshypothesen

Schließlich leiten die Therapeuten aus den Prägungen *Übertragungshypothesen* ab, welche vorformuliert und dann mit den Patienten besprochen werden. Dabei helfen folgende Fragen, die Therapeuten sich zunächst selbst stellen:

- Wie könnte der Patient seine bisherigen (destruktiven) interpersonellen Erwartungen und Verhaltensmuster auf die Therapie übertragen?
- Welche emotionalen Brennpunkte („Hot Spots") können zwischen Therapeut und Patient entstehen?

Therapeuten überlegen ferner, in welchem bzw. in welchen beiden der vier Bereiche die meisten Defizite bzw. Probleme bestehen und sich auf die therapeutische Beziehung auswirken können. Als Orientierung dienen folgende Formulierungen (Beispiele mit einer Therapeutin):

- *Nähe und Intimität:* „Wenn ich meiner Therapeutin nahe komme, dann wird sie ..."
- *Emotionale Bedürfnisse:* „Wenn ich gegenüber meiner Therapeutin persönliche Bedürfnisse äußere, dann wird sie ..."

40

- *Negative Affekte:* „Wenn ich meiner Therapeutin gegenüber negative Gefühle zeige, dann wird sie …“
- *Fehler machen/Scheitern:* „Wenn ich während unserer therapeutischen Arbeit einen Fehler mache, dann wird sie …“

In dem oben beschriebenen Beispiel lag es auf der Hand, dass die Patientin bis zum Zeitpunkt des Therapiebeginns unter extremen Minderwertigkeitsgefühlen litt und in jeder Situation beim Äußern von Bedürfnissen oder Wünschen glaubte, nicht ernst genommen zu werden, weshalb sie häufig ihren Willen gar nicht mehr kund tat. Sie konnte daher den Vorschlag ihrer Therapeutin sofort annehmen, die Übertragungshypothese im Bereich „emotionale Bedürfnisse“ anzusiedeln, und mit Unterstützung Folgendes formulieren:

Übertragungshypothese

„Wenn ich meiner Therapeutin bzw. dem Team von meinen Problemen erzähle, dann werden diese mich nicht ernst nehmen.“

Zudem griff die Therapeutin den Bereich „Einlassen, Nähe zulassen“ auf, denn bei den Übertragungshypothesen sollte auch das Geschlecht des Therapeuten berücksichtigt werden. Da in diesem Fallbeispiel die Therapeutin auch weiblich war und gerade bei weiblichen Bezugspersonen die Patientin immer wieder die Erfahrung gemacht hat, allein gelassen zu werden, konnte folgende Übertragungshypothese formuliert werden:

Übertragungshypothese

„Wenn ich mich (zu) sehr auf die Therapie einlasse, dann habe ich Angst, dass meine Therapeutin mich letztlich doch allein lässt.“

Merke:

Es sollten 1 bis 3 Übertragungshypothesen durch den Therapeuten vorformuliert werden und anschließend diese Vorschläge besprochen werden, um die Schlussfolgerungen transparent zu machen.

Es ist hilfreich, die Übertragungshypothese für Patienten auch wie folgt zu beschreiben:

„Die Übertragungshypothese ist wie eine Erwartung oder auch Befürchtung, die häufig unbewusst ist, mit der Sie aber aufgrund Ihrer bisherigen Beziehungserfahrungen durchs Leben gehen. Jeder Mensch funktioniert ja so, auch ich. Wir tragen unsere Beziehungserfahrungen in uns, die uns mehr oder weniger bewusst führen. Lassen Sie uns das mal an einem Beispiel anschauen: In der ersten Sitzung habe ich bemerkt, dass Sie sehr nervös waren, z. T. gereizt wirkten und mich selten direkt anschauen konnten. Ich habe gefragt, ob Sie ein Problem haben, was Sie verneinten. Erst nach drei Sitzungen haben Sie mir anvertraut, dass Sie mit Ihrer Bezugspflege nicht klarkommen, weil dieser ein Mann ist und Sie an Ihren Vater erinnert. Warum haben Sie mir das wohl nicht direkt erzählt?"

Im weiteren Gespräch kam heraus, dass die Patientin befürchtete, dass die neue Therapeutin dieses Problem nicht ernst nehmen würde, wobei direkt die Parallele zur ersten Übertragungshypothese gezogen werden konnte. Daraufhin teilte die Therapeutin der Patientin sehr authentisch mit, dass sie dieses Problem absolut ernst nehme und froh sei, dass die Patientin ihr dies anvertraut habe, was bereits eine Variante des disziplinierten persönlichen Einlassens darstellt (vgl. Kap. 4.1.4).

4.1.3   Kiesler Kreis

Kiesler Kreis Der Kiesler Kreis (KK) wird nach der Liste prägender Bezugspersonen (LpB) und dem Aufstellen der Übertragungshypothesen (ÜH) in die Therapie eingeführt. Kiesler (1983) entwickelte dieses interpersonelle Kreismodell zur Einschätzung des sogenannten *Stimuluscharakters* eines Menschen bzw. der Stimuluscharaktere von zwei Partnern. Damit ist die verdeckte emotionale, kognitive oder verhaltensbezogene Reaktion gemeint, die eine Person bei anderen Menschen „hervorruft".

> **Merke:**
> Der Kiesler Kreis ist ein sozialpsychologisches Modell, durch welches der Stimuluscharakter einer Person bzw. von zwei Personen zueinander eingeschätzt werden kann.

Es ist sinnvoll, den Kiesler Kreis – wie in Abbildung 9 dargestellt – auf einem Flip-Chart oder einem Arbeitsblatt dem Patienten vorzustellen (vgl. Anhang, S. 84). Dies kann beispielsweise so erfolgen:

„Ich möchte Ihnen nun ein Modell vorstellen, an dem wir uns gut verdeutlichen können, wie Sie auf andere Menschen wirken bzw. andere Menschen auf Sie wirken. Anstatt Wirkung kann man auch Stimuluscharakter sagen. Dies ist der sogenannte Kiesler Kreis, der so heißt, weil der Psychologe Kiesler dieses Modell für zwischenmenschliche Beziehungen allgemein entwickelt hat. Beim Kreis gibt es zwei Hauptachsen. Auf dieser waagerechten Achse ist abgebildet, wie viel Nähe der betreffende Mensch ausstrahlt. Auf der rechten Seite das Extrem Freundlichkeit, auf der linken Seite das Extrem Feindseligkeit. Statt Feindseligkeit können wir auch von Distanz sprechen, statt Freundlichkeit auch von Nähe. Diese wird auch als die Achse der Zugehörigkeit bezeichnet. Die zweite senkrechte Hauptachse spiegelt wider, wie sehr die Beziehung kontrolliert wird bzw. wie offen man sich zeigt. Hier steht oben dominant, was im Kiesler Sinne viel mit Offenheit zu tun hat. Im unteren Fall finden Sie das Wort unterwürfig, was aber auch als verschlossen bezeichnet werden kann. Neben diesen vier Hauptdimensionen sehen Sie vier weitere Dimensionen, welche jeweils Mischformen der vier Hauptdimensionen sind."

Wir haben die Erfahrung gemacht, dass Patienten den Kreis besser annehmen und damit arbeiten können, wenn die Begriffe *Nähe vs. Distanz* (zusätzlich zu freundlich vs. feindselig) und *Offenheit vs. Verschlossenheit* (zusätzlich zu dominant vs. unterwürfig) verwendet werden. Vor allem der Begriff feindselig wird von Patienten schwer angenommen, auch der Begriff dominant, der als neutral bewertet werden sollte, hat im deutschsprachigen Raum eine eher negative Konnotation. Zudem werden Patienten darauf aufmerksam gemacht, dass die Pfeile im Kreis einen Hinweis darauf geben, wie andere Menschen typischerweise auf einen bestimmten Reiz (Stimuluscharakter) reagieren. Kiesler bezeichnet dies als komplementäre Reaktionstendenzen, d. h. wie wir uns in sozialen Situationen oder unter bestimmten Bedingungen anderen gegenüber mit hoher Wahrscheinlichkeit verhalten. „Beispielsweise rufen unterwürfige Beziehungsstile ganz automatisch dominante Reaktionen hervor; umgekehrt lösen dominante interpersonelle Einwirkungen unterwürfig-angepasstes Verhalten aus, Feindseligkeit ruft feindselige Gegenreaktionen hervor, und freundliche Beziehungsstile bewirken bei anderen, dass sie sich ihrerseits freundlich verhalten" (Schramm et al., 2006). In der Therapie sollten Therapeuten den Patienten diese komplementären Tendenzen anschaulich anhand von Beispielen und Demonstrationen nahebringen.

Nachdem der Kiesler Kreis in dieser Art eingeführt wurde, kann ein Therapeut einen Patienten bitten, sich selbst einzuschätzen.

„Was meinen Sie, wo stehen Sie im Kreis? Sind Sie eher ein Mensch, der viel Nähe zu anderen zulassen kann oder eher jemand, der auf Distanz zu anderen Menschen geht bzw. distanziert wirkt? Und sind Sie eher ein Mensch, dem es leicht fällt, offen über sich zu sprechen oder sind Sie eher ein verschlossener Mensch?"

Die meisten chronisch depressiven Patienten ordnen sich als distanziert-verschlossen ein, also bei feindselig-unterwürfig. Diese Selbsteinschätzung hilft,

Häufig verschlossen-distanzierter bzw. submissiv-feindseliger Stimuluscharakter

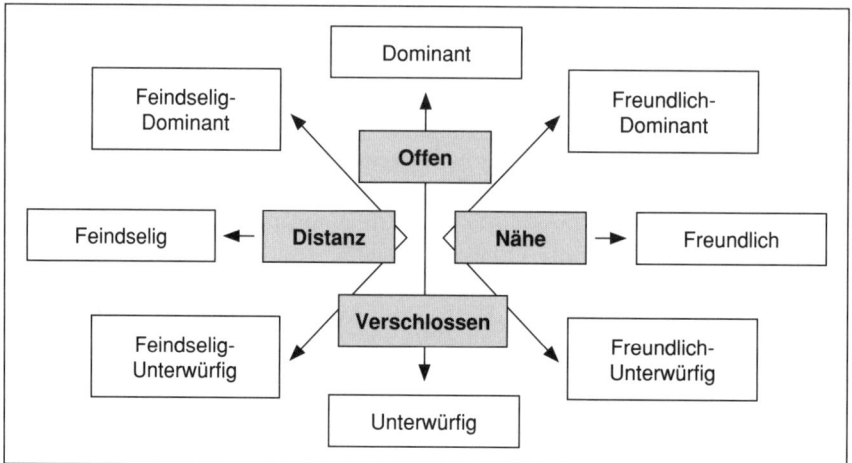

Abbildung 9: Der Kiesler Kreis

um die Auswertung des IMI (Impact Message Inventory, vgl. Kap. 1.7.3) annehmen zu können, den Therapeuten nach der ersten oder zweiten Sitzung für die Patienten ausfüllen. Umgekehrt können auch Patienten den IMI für ihre Therapeuten ausfüllen.

Zusammengefasst lassen sich der Kiesler Kreis und der IMI für folgende Situationen und Strategien nutzen:

IMI-Fragebogen:

• Durchführung des IMI in der *Anfangsphase* der Therapie durch den Therapeuten für den Patienten und vice versa zur Beantwortung der Fragen: *Wo stehen Sie/wir derzeit und wo wollen Sie/wir im Kreis hin?*
• Hilfen für Therapeuten: Vermeiden der spontanen, automatischen, menschlichen Reaktion bei feindseligen und/oder unterwürfigen Verhaltensweisen des Patienten.
• Reflexion des IMIs in der *Mitte* und am *Ende* der Therapie: *Was ist passiert? Sind wir damit zufrieden? Was sollte sich ggf. noch ändern?*
• Erstellung und Durchführung des Kiesler Kreises bezüglich anderer wichtiger Bezugspersonen, insbesondere von einem *Paar* bei schwierigen Paarkonstellationen. Die Auswertung des IMI eines Paares kann ein Paargespräch hilfreich unterstützen.

Kiesler Kreis:

• *Während der Durchführung von Situationsanalysen* (im dritten Schritt der Explorationsphase und beim zweiten Schritt der Lösungsphase; vgl. Kap. 4.1.5).
• *In interaktionell schwierigen Situationen:* Hier können Therapeuten die Patienten fragen: *Was meinen Sie, wie wirken Sie gerade im Kiesler Kreis auf mich?* Das Reflektieren über den Stimuluscharakter hilft den

Patienten häufig, mit den Therapeuten gemeinsam herauszufinden, warum sie gerade z. B. feindselig-dominant wirken, um anschließend diesen schwierigen Interaktionsstil zu verändern.

- *In Situationen des disziplinierten persönlichen Einlassens* (vgl. Kap. 4.1.4): Therapeuten sollten sich beim kontrolliert-persönlichen Einlassen stets über den Stimuluscharakter bewusst sein, welchen Patienten für sie haben, um eine komplementäre Reaktionsweise zu vermeiden. Im Fallbeispiel 2 (vgl. S. 49) reagiert die Therapeutin auf einen feindselig-dominanten Beziehungsstil des Patienten nicht feindselig-unterwürfig, sondern spiegelt ihm authentisch die ausgelösten Emotionen. Durch dieses authentische persönliche Einbringen der Therapeutin wird kontinuierlich maladaptives Verhalten modifiziert, welches für Patienten im Alltag destruktive Konsequenzen hat.

4.1.4 Diszipliniertes persönliches Einlassen und Interpersonelle Diskrimination

Diszipliniertes persönliches Einlassen (DPE) ist eine hilfreiche Technik der therapeutischen Beziehungsgestaltung, in welcher Therapeuten ihre eigenen positiven und negativen Gefühle und Reaktionen als Konsequenz für das Verhalten der Patienten in bestimmten Situationen einsetzen. Diese Art der Beziehungsgestaltung steht also im absoluten Gegensatz zum tiefenpsychologischen „Abstinenzgebot" des Therapeuten. Bei der Therapie mit chronisch depressiven, häufig früh traumatisierten Patienten erscheint DPE aus drei Gründen relevant:

Diszipliniertes persönliches Einlassen (DPE)

1. Therapeuten können ihren Patienten nur dann vermitteln, wie diese mit anderen Menschen empathisch umgehen können, wenn sie selbst bereit sind, persönliche Gefühle und Reaktionen preiszugeben (Modellwirkung, Empathietraining).
2. Nur die persönlichen Reaktionen der Therapeuten erlauben den Patienten Diskriminationskriterien zu entdecken, um die aktuelle therapeutische Beziehung mit früheren dysfunktionalen Beziehungen zu vergleichen und zu verändern. Dies wird durch Interpersonelle Diskriminationsübungen unterstützt.
3. Schließlich kann bei feindselig wirkenden Patienten nur die persönliche Reaktion der Therapeuten helfen, zu erkennen, dass ein feindseliges oder destruktives Verhalten bei anderen Mitmenschen verletzende Auswirkungen hat.

Die Abkürzung DPE schlüsselt sich wie folgt auf:

- *Diszipliniert* (auch im Sinne von *kontrolliert*): Therapeuten werden angehalten, sich vor dem persönlichen Einlassen genau zu überlegen, *ob, was* und *wie sie den* Patienten etwas mitteilen sowie welches *Ziel* sie dabei verfolgen.

- *Persönlich:* Therapeuten sind bereit, Patienten eine *persönliche, authentische, gefühlsmäßige* Reaktion mitzuteilen.
- *Einlassen:* Therapeuten sind bereit, sich auf Patienten *persönlich einzulassen*, wobei sie den Patienten grundsätzlich *mögen,* da sie aufgrund der Kenntnisse der Prägungen (vgl. Kap. 4.1.2) auch schwierige Verhaltensweisen einordnen können.

Therapeuten sollten also zunächst erkennen, ob eine Situation vorliegt, in der es hilfreich ist, DPE anzuwenden. DPE-Situationen sind zum einen dadurch gekennzeichnet, dass die Bereiche aus den Übertragungshypothesen in der Therapie auftauchen (sogenannte *„Hot-spot-Situationen",* vgl. dazu Kap. 4.1.2). Im obigen Beispiel (vgl. Tab. 8, S. 40) wären dies also Situationen, in denen die Patientin ein Bedürfnis äußert, ein Problem anspricht oder dies auch gerade nicht oder nur subtil/indirekt tut. Auch sollte ihre Therapeutin möglichst DPE anwenden, wenn die Patientin durch ihr Verhalten oder ihre Emotionen zeigt, dass sie sich auf die Therapie einlässt bzw. die Therapie boykottiert. Zum anderen ist diszipliniertes persönliches Einlassen auch in den Situationen angebracht, in denen Patienten *therapieschädigendes* Verhalten zeigen, wie z. B. vermehrtes unentschuldigtes Fehlen, nicht Erledigen von Therapieaufgaben, Anklagen oder Beschimpfen der Therapeuten, anderer Teammitglieder oder Mitmenschen bis hin zu suizidalem Verhalten oder suizidaler Kommunikation. Therapeuten sollten in den DPE-Situationen zudem sehr schnell das Ziel für sich bestimmen, wobei sie sich die Fragen stellen: *Was möchte ich dem Patienten durch das DPE zeigen? Welche Beziehungserfahrung möchte ich ihm mitgeben?* Antworten wären beispielsweise: *Dass mich eine bestimmte Verhaltensweise ärgert, die ein Patient nicht nur bei mir zeigt und die andere Menschen von ihm abrücken lässt.* Oder auch: *Ich möchte ihr zeigen, dass sie ein wertvoller Mensch ist, deren Bedürfnisse ich als sehr wichtig erachte.*

Bei DPE zeigen Therapeuten persönliche, authentische Gefühle und Reaktionen

Alle DPE-Situationen sind dadurch gekennzeichnet, dass bei den Therapeuten *Emotionen und Reaktionen* ausgelöst werden, die sie wahrnehmen und benennen. Sie sollten dabei schnell erkennen können, ob diese Emotionen und Reaktionen primär durch einen Patienten ausgelöst werden oder auch eigene Themen/Anteile berührt werden, weshalb *Selbsterfahrung* und eine *persönliche Reife* Grundvoraussetzungen für Psychotherapeuten sind. Es gilt beim Einsatz von DPE zudem zu beachten, dass die inneren und äußeren Bedingungen für eine Durchführung von DPE stimmen. Das bedeutet, dass ein Therapeut sich emotional in der Lage zum persönlichen Einlassen fühlen sollte und ausreichend Zeit zur Verfügung steht, da DPE sich nicht in „5 Minuten" durchführen lässt. So sollte zum Beispiel kein DPE durchgeführt werden, wenn bereits das Ende der Stunde erreicht ist und ein Patient beim Verabschieden etwas mitteilt, was eine DPE-Situation auslösen könnte. Beispielsweise umarmt der Patient plötzlich die Therapeutin oder sagt: *„Nach dieser Stunde geht es mir wieder richtig schlecht. Ich glaube, diese Stunden mit Ihnen bringen mir nichts."* DPE kann jedoch auch nach

46

einer derartigen Situation durchgeführt werden, zum Beispiel durch folgende Einleitung bei der nächsten Stunde: *„Ich möchte zunächst mit Ihnen über unsere letzte Begegnung sprechen. Können Sie sich erinnern, wie unsere letzte Stunde endete?"*

Es lassen sich positive und negative DPE-Situationen unterscheiden. Im ersten Fall geben Therapeuten positive, im zweiten Fall negative Gefühle und Reaktionen preis, was in Tabelle 9 durch Beispiele demonstriert wird. Diese Beispiele sind natürlich eingebettet in eine längere DPE-Sequenz.

Bei DPE sollen positive und negative Reaktionen ausgedrückt werden

Tabelle 9: Beispiele für positives oder negatives diszipliniertes persönliches Einlassen (DPE)

DPE	Beispiel-Formulierungen
Positives DPE	• Ich *freue* mich wirklich sehr, dass Sie es das erste Mal geschafft haben, Nein zu sagen. • Ich merke gerade, wie sehr es mich *berührt*, was Sie mir erzählen. • Durch Ihre Tränen spüre ich erstmals wirkliche *Nähe* zu Ihnen.
Negatives DPE	• Ich bemerke gerade, dass es mich *ärgert,* dass Sie nun zum zehnten Mal Ihre Therapiemappe vergessen haben und auch keine Situationsanalyse mitbringen. • Es *frustriert* mich tatsächlich, wenn Sie nach 15 intensiven Therapiestunden sagen, dass alles Zeitverschwendung war. • Wenn Sie sich wirklich umbringen würden, wäre ich *sehr, sehr traurig und frustriert*. • Es macht mich auch *wütend*, dass Sie mich hier anschreien, aber ich schreie nicht zurück. • Ihr Verhalten *verletzt* mich. Ich spüre gerade, wie *weh* es tut, wenn Sie sagen, dass Sie mir immer noch nicht glauben, dass ich ehrlich zu Ihnen bin.

Gerade für die Anwendung von negativem DPE sollte die therapeutische Beziehung gefestigt sein. Insbesondere sollten die Therapeuten die Prägungen eines Patienten und die *„hot spots"* – die Übertragungsbereiche und Übertragungshypothesen – kennen. Dadurch fällt es Therapeuten leicht, auch schwierige Verhaltensweisen zu verstehen, da sie diese vor dem Hintergrund der Prägungen einordnen können.

Bei jedem negativen DPE sollte die Botschaft übermittelt werden:

„Bestimmte Verhaltensweisen von Ihnen lösen in mir negative Emotionen und Reaktionen aus, aber grundsätzlich mag ich Sie als Mensch. Diese negativen Emotionen werden ja gerade dadurch ausgelöst, dass Sie mir nicht egal sind, dass ich Sie als Mensch mag und Sie mir wichtig sind. Ich melde Ihnen die negativen Emotionen offen zurück, gerade weil Sie mir wichtig sind".

In Tabelle 10 sind die wichtigsten Aspekte des DPE zusammen gefasst. Es wird deutlich, dass DPE eine hilfreiche, jedoch in der Sitzung durchaus anspruchsvolle Technik ist.

Tabelle 10: Diszipliniertes persönliches Einlassen (DPE) für Therapeuten

DPE-Technik	Konkrete Beispiel-Äußerungen
• DPE-Situation wahrnehmen, mich bereit fühlen, Ziel für mich bestimmen	• (geschieht in Gedanken)
• Wenn passend: Fragen, wie der Patient darauf kommt (Ziel: Lernen, den anderen zu lesen – Empathie)	• Wie kommen Sie darauf, dass ich müde sein muss?
• Wenn passend: Fragen, was die Bemerkung wohl in mir auslöst (weiteres Empathietraining)	• Was meinen Sie, was löst Ihre Bemerkung, dass all unsere Therapiestunden Zeitverschwendung seien, in mir aus?
• Erlaubnis abholen, dass der Patient meine Reaktion auch hören möchte	• Möchten Sie wissen, was ich gerade fühle?
• DPE: positive und/oder negative Gefühle diszipliniert (!) preisgeben	• vgl. Tabelle 9
• Gegebenenfalls fragen: Warum machen Sie das?	• Warum kommen Sie hier in die Stunde und machen mich wütend? Ich möchte das unbedingt wissen, bevor wir weiter machen.
• Möglichst immer im Anschluss: Interpersonelle Diskriminationsübung (IDÜ)	• Lassen Sie uns jetzt noch mal schauen, wie ich eben reagiert habe, als Sie … • Genau, und wie hätte in einer vergleichbaren Situation Ihre Mutter/Ihr Vater/… reagiert? • Was bedeutet es für Sie, dass ich so anders reagiere als Ihre Eltern?

In den folgenden Kästen finden sich Interaktionsbeispiele, welche DPE-Sequenzen wiedergeben, wobei DPE spezifische „Techniken" kursiv hervorgehoben sind.

Beispiel 1
Pat. 1: Sie haben jetzt ohne Mittagspause gearbeitet und sehen auch hungrig aus. Ich habe Ihnen Erdbeeren mitgebracht.   **Th.:** *Wie kommen Sie darauf*, dass ich hungrig bin?   **Pat. 1:** Sie hatten erst Gruppe, dann ein Treffen und vor mir ein anderes Einzel. Da haben Sie bestimmt keine Zeit zum Essen gefunden. – Außerdem sehen Sie etwas gestresst aus.   **Th.:** Das haben Sie gut beobachtet, und *es stimmt*, dass ich bisher ohne Pause gearbeitet habe und tatsächlich auch Hunger verspüre und mich gestresst fühle. Heute sind die Termine sehr eng; aber wissen Sie was?

Ich freue mich in der Tat über die Erdbeeren, aber ich freue mich noch viel mehr darüber, dass Sie meinen Stress überhaupt bemerkt haben.

Pat. 1: Wie meinen Sie das?

Th.: Ich glaube, dass Sie in den ersten Wochen unserer Therapie dies nicht bemerkt hätten, oder?

Pat. 1: Ja, das mag stimmen … Ich war viel zu sehr mit mir, meinen Sorgen und meinen Schmerzen beschäftigt. (…)

Beispiel 2

Pat. 2: Ich glaube, dass dies alles hier doch nichts bringt. Ich überlege, zu gehen.

Th.: Warum wollen Sie plötzlich gehen?

Pat. 2: Ach, das bringt doch alles nichts. Keiner nimmt mich hier ernst.

Th.: Was glauben Sie, *löst die Aussage in mir aus*: keiner nimmt mich ernst?

Pat. 2: Weiß nicht. Wahrscheinlich finden Sie die nicht so nett.

Th.: *Möchten Sie wissen, was ich gerade fühle?*

Pat. 2: Mmh … Ja, schon.

Th.: *Ich merke, dass mich Ihre Aussage ärgert. Wir arbeiten jetzt seit vier Wochen intensiv zusammen, sind schon gemeinsam durch Täler aber auch Höhen gewandert und haben uns viele Probleme von Ihnen angeschaut. Ich habe immer versucht, Sie und Ihre Probleme absolut ernst zu nehmen. Und jetzt kommen Sie und sagen, keiner nimmt mich ernst. Können Sie verstehen, dass mich das ärgert?*

Pat. 2: Wenn Sie das so sagen, dann schon.

Th.: *Es ärgert mich ja vor allem deshalb, weil Sie mir so wichtig geworden sind. Ich mag Sie und möchte Ihnen helfen. Aber wenn Sie dann plötzlich sagen, Sie gehen, weil Sie keiner ernst nimmt, dann ist das für mich wie ein Schlag ins Gesicht. Lassen Sie uns gemeinsam überlegen, warum machen Sie das? Wollten Sie mich wütend machen?*

Pat. 2: Nein, ich hätte nicht gedacht, dass es Sie wütend macht.

Th.: Haben Sie denn verstanden, warum ich wütend werde?

Pat. 2: Sie haben gesagt, weil Sie mich ernst nehmen, und ich will das anscheinend nicht wahrhaben.

Th.: Glauben Sie mir es denn jetzt, dass ich Sie ernst nehme?

Pat. 2: Ja, denn sonst würden Sie nicht wütend werden. (…)

Beispiel 3

Pat. 3: Ich will nicht mehr leben. Es ist doch sowieso egal, ob ich lebe oder sterbe. Das bringt doch alles nichts.

Th.: *Welche Auswirkungen – glauben Sie – hätte es auf mich, wenn Sie sich das Leben nehmen würden?*

Pat. 3: Mmh. … Sie würden wahrscheinlich denken: Gut, eine weniger von den schwierigen Patienten.

Th.: Oh, da denken Sie ja sehr schlecht über mich.

Pat. 3: Wie meinen Sie das?

Th.: *Naja, wir arbeiten doch schon seit sechs Wochen intensiv zusammen und sind miteinander durch Tiefen, aber zuletzt auch Höhen gegangen. Sie können sich anscheinend nicht vorstellen, was es für mich bedeuten würde, wenn Sie sich umbringen würden.*

Pat. 3: Wieso? Sie sind doch darin ausgebildet, Ihre Gefühle abzustellen. Außerdem bin ich doch nicht wirklich wichtig für Sie.

Th.: *Möchten Sie wissen, was es für mich bedeuten würde?*

Pat. 3: Mmh. … Ja, schon.

Th.: Wenn Sie sich jetzt umbringen würden, *würde ich wahnsinnig frustriert und traurig sein. Es wäre für mich wie ein Schlag in die Magengrube, der mir sehr weh tun würde. Ich wäre so traurig und wahrscheinlich auch ein wenig wütend auf Sie, da Sie trotz unserer Bemühungen einfach so von Bord gegangen wären. Es wäre, als wenn Sie das Schiff verlassen hätten, obwohl wir gerade gemeinsam Land sehen würden.*

Pat. 3: So habe ich das noch nie gesehen. Ich dachte nicht, dass ich Ihnen etwas bedeute. Ich dachte nicht, dass ich so wichtig für Sie bin.

Th.: Dann ist es sehr *wichtig, was wir gerade besprechen: Sie sind in der Tat wichtig für mich, und ich habe nach unseren Anfangsschwierigkeiten schnell begonnen, Sie zu mögen.* (…)

Interpersonelle Diskrimination (IDÜ)

Wie erwähnt, sollte sich möglichst nach jeder DPE-Situation eine Übung zur *Interpersonellen Diskrimination (IDÜ)* anschließen, welche die Ziele verfolgt, Missinterpretationen des therapeutischen Verhaltens vorherzusagen und frühzeitig zu korrigieren, sowie Patienten zu verdeutlichen, dass ihr Verhalten Konsequenzen hat.

Diese *proaktive* Gegenüberstellung erfolgt durch folgende Fragen:
1. „Wie habe ich gerade auf … reagiert?"
2. „Wie würde Ihre Mutter (nacheinander erfragen: Ihr Vater, Ihr Partner, etc.) reagieren, wenn Sie mit ihr (ihm) über diese Dinge sprechen würden oder sich in dieser Weise verhalten würden?"
3. „Was für Unterschiede zwischen den Reaktionen Ihrer Bezugspersonen und der Art, wie ich reagiert habe, können Sie sehen?" (*Interpersonelles Diskriminationstraining*)
4. „Was bedeutet es für Sie, wenn ich in einer anderen Weise reagiere als Ihre Bezugspersonen?"

Das folgende IDÜ-Fallbeispiel ist die Fortsetzung des DPE-Beispiels 3 im vorausgehenden Kasten.

50

Th.: Wie war es für Sie, diese Rückmeldung zu bekommen?

Pat. 3: Überraschend, hätte nicht gedacht, dass ich Ihnen so viel bedeute.

Th.: Sie haben mir ja erzählt, dass Sie bereits als Jugendliche Suizidgedanken hatten. Haben Sie diese Gedanken auch Angehörigen mitgeteilt?

Pat. 3: Ja, schon. Ich hab öfters so etwas gesagt wie: Ich möchte am liebsten tot sein und alles hinschmeißen.

Th.: Wie hat denn Ihre Mutter in solchen Situationen reagiert?

Pat. 3: Die hat mich häufig ignoriert, manchmal auch geschlagen und einmal raus geworfen.

Th.: Wie hat Ihr Vater reagiert?

Pat. 3: Früher hat er mich ignoriert; heute verharmlost er so etwas und versucht, drüber wegzugehen, indem er sagt „Ach, red doch nicht so etwas."

Th.: Wie hat Ihr Ex-Mann reagiert?

Pat. 3: Der hat mich nicht ernst genommen oder sogar unter Alkohol verprügelt.

Th.: Wie reagiert ihr jetziger Partner?

Pat. 3: Entweder versucht er, es mir auszureden, oder aber er droht mir, dass er selbst vor den ICE springt.

Th.: Wie habe ich reagiert?

Pat. 3: Sie haben mich ernst genommen und mir verdeutlicht, dass es für Sie sehr traurig und frustrierend sein würde, wenn ich mich tatsächlich umbringen würde. Vielleicht würden Sie sogar ein wenig wütend werden …

Th.: *Was für Unterschiede sehen Sie zwischen meiner Reaktion und der Reaktion der anderen?*

Pat. 3: Ja, für Sie bin ich vielleicht tatsächlich wichtig. Den anderen war ich ja eher egal. Ich fühle mich von denen auch nicht wirklich ernst genommen, von Ihnen jetzt aber schon.

Th.: *Was bedeutet das für Sie, wenn ich anders reagiere als Ihre prägenden Bezugspersonen?*

Pat. 3: Vielleicht bin ich ja doch wichtiger als ich dachte …

Interpersonelle Diskriminationsübungen dienen dazu, die negativen Beziehungserfahrungen (z. B. Zurückweisung, Verlassenwerden, Missachtung, Bestrafung oder Missbrauch) explizit zu machen, mit den Therapeutenreaktionen zu diskriminieren und schließlich zu revidieren, so dass es zu einer Heilung der interpersonellen Traumata kommen kann.

Durch IDÜ werden korrigierende, heilsame Beziehungserfahrungen erreicht

4.1.5 Situationsanalyse

Situations-analyse (SA)
Die Situationsanalyse (SA) ist als kognitiv-verhaltenstherapeutische Technik eine strukturierte, mehrstufige, soziale Problemlösungsaufgabe bzw. eine funktionale *Situation-Reaktion-Konsequenz-Technik*. Durch die Situationsanalyse wird die Aufmerksamkeit der Patienten auf den Umgang mit konkreten Situationen gelenkt, wodurch das ungenaue Beobachten verbunden mit dem globalen, transsituationalen, präoperationalen Denken (z. B. *„Ich erreiche eh nie, was ich will.", „Alles in meinem Leben geht schief."*) allmählich aufgelöst wird.

Durch Situati-onsanalysen wird gelernt, dass Ziele tatsächlich erreichbar sind
Mit der Situationsanalyse werden drei *Ziele* verfolgt:
1. Patienten sollen lernen, *genau hinzuschauen*, ihre Wahrnehmung zu verbessern und Wahrnehmungsverzerrungen aufzulösen.
2. Patienten sollen lernen, sich in sozialen Situationen *Ziele zu setzen*, die realistisch (erreichbar) und in ihnen verankert (von ihnen allein abhängig, durch sie allein erreichbar) sind.
3. Patienten sollen erkennen, dass sie durch konstruktive, auf die Situation bezogene *Interpretationen* und angemessenes *Verhalten* diese Ziele auch tatsächlich erreichen können.

Chronisch depressive Patienten bekommen durch die Situationsanalyse die Chance zu lernen, dass ihr Verhalten tatsächlich Konsequenzen auf die Umwelt hat, wodurch sie mithilfe einer zunehmend geschulten Wahrnehmung mit der Umwelt in Verbindung treten können und so Reziprozitätserfahrungen machen (wahrgenommene Funktionalität). Als Folge werden die vorherrschenden Gefühle der Hilf- und Hoffnungslosigkeit allmählich aufgelöst.

Negative Verstärkung als Schlüssel zur Ver-änderung; wichtiger als positive Verstärkung
Die Situationsanalyse kombiniert übende, verhaltensbezogene, kognitive und interpersonelle Techniken. Bei der Durchführung der Situationsanalyse wird die Erhöhung des Leidensdrucks (negative Konsequenz) durch Verschärfung der Problematik in der Sitzung bewusst eingesetzt, um dann im Laufe der Situationsanalyse eine spürbare Abnahme des Leidensdrucks durch angemessenes Problemlösen zu erzeugen (negative Verstärkung). Dem Einsatz von *negativer Verstärkung* wird bei der Behandlung chronisch depressiver Patienten größere Bedeutung zugeschrieben als positive Verstärkung, da letztere bedingt durch das „Abgetrenntsein" von der Umwelt chronisch depressiver Patienten (vgl. Kap. 2) quasi „abprallt". Wenn diese Patienten jedoch bemerken, dass durch eigenes inneres oder äußeres Verhalten der enorme Leidensdruck, der sie häufig über Jahrzehnte hinweg begleitet hat, plötzlich abnimmt (negative Verstärkung), entsteht ein sogenannter *Erleichterungsmoment,* welcher der „Schlüssel" zur dauerhaften Verhaltensänderung ist.

Die Situationsanalyse ist ein sehr strukturiertes Verfahren, welches aus einer *Explorationsphase* und einer *Lösungsphase* besteht. Während der Explorationsphase werden die individuellen interpersonellen, kognitiven und verhaltensbezogenen Pathologien der Patienten deutlich herausgearbeitet, welche während der Lösungsphase bearbeitet und so lange verändert werden, bis neues adaptives Verhalten zu einem gewünschten Ergebnis führt.

Im Folgenden werden die sieben Schritte der *Explorationsphase* beschrieben (vgl. Tab. 11 für Leitfragen), wobei die jeweiligen Kriterien, die pro Schritt zu beachten sind, hervorgehoben sind:

1. Patienten werden im *ersten* Schritt – der *Situationsbeschreibung* – gebeten, ein problematisches, *interpersonelles Ereignis* (meist aus der jüngsten Vergangenheit) mit einem klar definierten Anfangs- und Endpunkt, also einem *konkret umschriebenen Zeitabschnitt,* aus der *Beobachterperspektive* zu beschreiben. Für Patienten ist es oft hilfreich, sich die Situation als einen Filmausschnitt vorzustellen, wobei in dem ersten Schritt nur das beschrieben werden sollte, was ein Zuschauer sehen kann.

2. Nach dieser reinen Beschreibung werden die Patienten im *zweiten* Schritt aufgefordert, die wichtigsten *drei Interpretationen* der Situation zu benennen. Dies sind Gedanken in Form von Bewertungen, die Patienten in der Situation möglichst wortwörtlich „durch den Kopf schießen". Hier kann auch vom „inneren Film" gesprochen werden.

3. Im *dritten* Schritt wird der Schwerpunkt der Analyse auf das *Verhalten* gerichtet. Es soll festgehalten werden, wie sich Patienten hinsichtlich Mimik, Gestik, Blickkontakt, Stimme, etc. genau verhalten haben. Zudem kann der Stimuluscharakter auch im Kiesler Kreis (vgl. Kap. 4.1.3) eingeschätzt werden.

4. Im *vierten* Schritt wird das erreichte *tatsächliche Ergebnis (TE)* definiert, welches am Ende der Situation *beobachtbar* war und somit im letzten Satz der Situationsbeschreibung des ersten Schrittes steckt.

5. Beim therapeutisch wichtigen *fünften* Schritt sollen die Patienten ihr *erwünschtes Ergebnis (EE)* bezogen auf die analysierte, konkrete Situation benennen, wobei dieses EE *realistisch* und in den Patienten *verankert* sein soll.

6. Schließlich wird im *sechsten* (Vergleichs-)Schritt das tatsächliche Ergebnis mit dem erwünschten Ergebnis verglichen (Frage: *Haben Sie erreicht, was Sie wollten?*), was gerade in der Anfangsphase von den Patienten meist verneint werden muss. Diese erlebte Diskrepanz zwischen dem tatsächlich erreichten und dem erwünschten Ergebnis führt bei Patienten zunächst zu Unbehagen und somit zur Voraussetzung negativer Verstärkung, woraus die Änderungsmotivation erwächst.

7. Abschließend wird in einem *siebten* Schritt die subjektive Theorie der Patienten erfragt, warum sie ihrer Meinung nach das erwünschte Ergebnis nicht erreicht haben (bzw. warum sie es erreicht haben), was an dieser Stelle unkommentiert bleibt. Hier wird der subjektive Leidensdruck der Patienten bewusst intensiviert, um danach durch verändernde kognitive und verhaltensbezogene Strategien (Lösungen) den Leidensdruck wieder zu verringern, was Patienten motiviert, zukünftig ihr Denken und Verhalten zu verändern.

In der anschließenden *Lösungsphase* besprechen die Therapeuten mit den Patienten im ersten Schritt (Revision der Interpretationen), inwieweit die Interpretationen in der spezifischen Situation (1) verankert und (2) hilfreich sind, um das neue, erwünschte Ergebnis zu erreichen. Sollten die Interpretationen für die Situation nicht zutreffen bzw. nicht relevant (d. h. nicht verankert) und für die Zielerreichung (erwünschtes Ergebnis) hinderlich sein, werden diese revidiert. Als hilfreich hat es sich in der Praxis erwiesen, hier nur kurze Zeit mit der Revision der Interpretationen zu verbringen (v. a. zur Gewinnung von Zeit für Rollenspiele) und den Schwerpunkt auf das Formulieren von neuen Interpretationen und vor allem kurzen Handlungsinstruktionen zu legen. Patienten haben diese Handlungsinstruktionen als „Schlachtrufe" bezeichnet. Sie helfen ihnen in vielen Situationen, statt des üblichen passiven verschlossenen (unterwürfig-feindseligen) Verhaltens, aktiv zu werden, sich zu trauen, etwas zu sagen, etc. So können Selbstinstruktionen (Schlachtrufe) je nach Situation lauten: *Sag was! Wehr dich! Raus aus der Vermeidung! Lass dich nicht klein machen! Bleib oben im Kreis!* (Anspielung auf den Kiesler Kreis, sprich: dominant/offen zu bleiben).

Im zweiten Schritt der Lösungsphase soll das wenig hilfreiche Verhalten modifiziert werden. Nachdem analysiert wurde, ob ein gezeigtes Verhalten hilfreich zur Zielerreichung war, können Patient und Therapeut gemeinsam überlegen, mit welchen Verhaltensweisen ein Patient am wahrscheinlichsten zu dem erwünschten Ergebnis kommt bzw. mit welchem Verhalten sich ein Patient am ehesten identifizieren kann. Danach schließt sich das Training von Verhaltensfertigkeiten an (vgl. Kap. 4.1.6). Schließlich sollten die Patienten im dritten Schritt der Lösungsphase (Zusammenfassung) formulieren, was sie durch die Situationsanalyse gelernt haben sowie im vierten Schritt, ob sie das, was sie durch die Situationsanalyse gelernt haben, auch auf ähnliche andere Situationen übertragen können (Lerntransfer und Generalisierung).

Tabelle 11: Leitfaden für die Situationsanalyse (nach Schramm et al., 2006)

Leitfaden für die Situations- analyse	Explorations- phase	1. Beschreiben Sie, was geschehen ist. (Beschreibung der Situation mit konkretem Anfangs- und Endpunkt, rein aus der Beobachterperspektive)
		2. Beschreiben Sie Ihre Interpretation(en) von dem, was geschehen ist (Interpretation(en) der Situation/Gedanken über die Situation)
		3. Wie haben Sie sich in dieser Situation verhalten? Was sagten Sie? Wie sagten Sie es? (situatives Verhalten, auch im Kiesler Kreis einordnen)
		4. Wie ist die Situation für Sie ausgegangen? (tatsächliches Ergebnis)
		5. Welches Ergebnis wollten Sie erzielen? (erwünschtes Ergebnis)
		6. Haben Sie in dieser Situation erreicht, was Sie wollten? (Vergleich tatsächliches versus erwünschtes Ergebnis)
		7. Warum haben Sie (nicht) das erreicht, was Sie wollten? (Übergang zwischen der Explorations- und der Lösungsphase)

Tabelle 11: Fortsetzung

Lösungs-phase	1. Inwieweit ist jede Interpretation in dieser spezifischen Situation verankert? In welcher Weise hat jede einzelne Interpretation dazu beigetragen, dass Sie Ihr erwünschtes Ergebnis erreichen? (Jede Interpretation wird zur Erhöhung der Wahrscheinlichkeit, das gewünschte Ereignis zu erreichen, einzeln ausgewertet und revidiert.)
	2. Wenn Sie die Situation angesichts Ihrer revidierten Interpretationen interpretiert hätten, in welcher Weise hätten Sie sich anders verhalten? → Durchführung von Rollenspielen (vgl. Kap. 4.1.6)
	3. Was haben Sie heute in dieser Situationsanalyse gelernt? (beenden/zusammenfassen)
	4. Wie lässt sich das, was Sie heute in der Situationsanalyse gelernt haben, auf ähnliche Situationen anwenden? (Lerntransfer und Generalisierungsschritt)

Im folgenden Beispiel ist eine Situationsanalyse derjenigen Patientin beschrieben, deren Prägungen oben dargestellt wurden (vgl. Tab. 8, S. 40). Hier spielt ihr „Hot-spot"-Thema der Übertragungshypothese – nicht ernst genommen zu werden – eine große Rolle. Wie ersichtlich, erhält sie durch die Situatonsanalyse jedoch die Chance, direkt an diesem Problem aktiv zu arbeiten. Im Anhang finden sich Arbeitsblätter zur Durchführung der Situationsanalyse (vgl. S. 85 und S. 86).

Explorationsphase

1. Situationsbeschreibung:

Ich sitze am Tisch im Wohnzimmer und lese Zeitung. Mein Vater klopft laut an die Terrassentür. Ich zucke zusammen und schaue weiter in die Zeitung. Mein Vater klopft noch lauter und schaut mich wütend an. Ich stehe auf und mache die Tür auf. Er schreit mich an: „Warum stehst du nicht sofort auf, wenn ich klopfe? Ich bin dein Vater und du hast mich rein zu lassen". Mein Vater geht durch das Wohnzimmer und verschwindet im Arbeitszimmer meines Mannes. Ich sage gar nichts, setze mich wieder an den Tisch und beginne zu weinen.

2. Interpretation(en) der Situation:

1) Oh nein, schon wieder er. Er hält sich nicht an meine Bitte.
2) Er nimmt mich schon wieder nicht ernst.
3) Nie kann ich mich durchsetzen.

3. Situatives Verhalten:

Sitze am Tisch, lese Zeitung, schaue kurz beim ersten Klopfen auf, starre weiter in die Zeitung, Stirn gerunzelt, beginne zu zittern, springe beim zweiten Klopfen auf, gehe schwankend zur Tür, öffne diese, schaue Vater nicht an, sage nichts, schleiche zurück zum Tisch, weine.

Einordnung im KK: *verschlossen, distanziert (= unterwürfig-feindselig)*

4. Tatsächliches Ergebnis (TE):

Ich lasse Vater rein, sage nichts, setze mich an den Tisch und weine.

5. Erwünschtes Ergebnis (EE):

Ich möchte ihm klar und deutlich sagen, dass er sich an unsere Verabredung zu halten hat (vorher anrufen, wenn er etwas von uns will).

6. Vergleich TE versus EE:

Nein, ich habe wieder nicht erreicht, was ich wollte.

Gründe, warum TE nicht gleich EE:

Weil ich mich immer noch nicht traue, meine Meinung offen und bestimmt zu sagen.

Lösungsphase

1. Revision der Interpretation(en) der Situation:

1) Oh nein, schon wieder er. Er hält sich nicht an meine Bitte.
Beurteilung: In der Situation verankert und hilfreich mit ergänzendem Gedanken:

Ich muss ihm noch mal klar und deutlich sagen, dass er meine Bitte ernst nehmen soll.

2) Er nimmt mich schon wieder nicht ernst.
Beurteilung: In der Situation verankert (Vater missachtet Bitte) und hilfreich mit ergänzendem Schlachtruf:

Sag es ihm deutlich! Trau dich! Nimm dich ernst!

3) Nie kann ich mich durchsetzen.
Beurteilung: Nicht in der Situation verankert (wegen Wort *nie*) und nicht hilfreich. Revision:

Bisher konnte ich mich selten durchsetzen, aber jetzt muss ich das lernen.

Schlachtrufe:

Versuch es! Trau dich! Du kannst nichts verlieren! Bleib oben im Kreis!

2. Situatives Verhalten:

Verschlossen distanziertes Verhalten nicht hilfreich; neues Verhalten:

Sofort aufstehen, mit sicherem Gang zur Tür gehen, ihn anschauen, Terrassentür nur kippen und klar und deutlich mit lauter Stimme sagen: Halte dich bitte an unsere Verabredung und ruf vorher an, wenn du etwas von uns willst.

Einordnung im KK = dominant (weder besonders freundlich noch besonders feindselig)

Rollenspiele (hierbei kann die Patientin sich im Verlauf von vier Rollenspielen durch Verhaltensformung immer selbstbewusster, klarer und dominanter dem Vater gegenüber äußern)

Was haben Sie heute gelernt?

Dass ich mich auf solche Situationen vorbereiten sollte und laut und klar meine Meinung vertreten kann — auch gegenüber meinem Vater; dass ich mich nicht unterkriegen lassen brauche.

3. Lerntransfer und Generalisierung:

Dieses Verhalten — nichts zu sagen und gegen meinen Willen zu handeln — kenne ich aus vielen Situationen: auch gegenüber meinen Arbeitskollegen geschweige denn meinem Chef sage ich nie, was ich will; bei meinem Mann habe ich es auch aufgegeben, da er mich nie ernst nimmt; und eigentlich kann ich mich selbst gegenüber meinen Kindern nicht durchsetzen, da ich nicht klar meinen Willen äußere, sondern immer versuche, ihnen alles recht zu machen. Da sollte ich wohl überall jetzt etwas ändern, indem ich sage, was ich will!

Zukunfts-
Situations-
analyse

Die *Zukunfts-Situationsanalyse* stellt eine hilfreiche Variante der Situationsanalyse dar, da hier schwierige *zukünftige* interpersonelle Situationen vorbereitet werden. Das Vorgehen hierbei entspricht in vielen Aspekten der Situationsanalyse, allerdings wird die Reihenfolge der Schritte geändert, da nach dem kurzen Umschreiben, wie die zukünftige Situation wahrscheinlich verlaufen wird (z. B. *Gespräch mit dem Chef in seinem Büro, er wird mich fragen, wie mein Projekt derzeit läuft*), direkt das erwünschte Ergebnis formuliert wird (z. B. *Ich möchte ihm sagen, dass dieses Projekt in der Kürze der Zeit ohne weitere Hilfe nicht durchführbar ist*). Danach überlegt sich der Patient, welche hilfreichen Interpretationen ihn zu seinem Ziel bringen (z. B. (1) *„Das Projekt ist schlecht geplant durch ihn und so nicht umsetzbar. (2) Ich brauche Hilfe und Unterstützung. (3) Sag ihm endlich deine Meinung!*) und durch welches Verhalten er das Ziel erreichen wird (z. B. *Chef anschauen, laut und klar sprechen, Kiesler Kreis: freundlich dominant bzw. dominant*). Abschließend soll in Rollenspielen die Situation geübt werden. Das Arbeitsblatt im Anhang (vgl. S. 85) muss entsprechend für den Patienten angepasst werden.

4.1.6 Training von Verhaltensfertigkeiten

Verhaltens-
und Fertig-
keitentraining

Häufig werden durch die Situationsanalyse oder durch die Beobachtung des Patientenverhaltens während der Therapie Verhaltensdefizite aufgedeckt, welche dann durch ein Verhaltenstraining während des zweiten Schritts der

Lösungsphase im Rahmen der Situationsanalyse ausgeglichen werden. Diese Technik ist vergleichbar mit verhaltenstherapeutischen Rollenspielen und Verhaltensübungen (z. B. Soziales Kompetenztraining), jedoch bedingt durch die vorausgegangene Situationsanalyse spezifisch auf die Bedürfnisse und Ziele des Patienten zugeschnitten. Bei chronisch depressiven Patienten spielt dabei ein Training im *Durchsetzungsvermögen* bzw. in der Selbstsicherheit gewöhnlich die größte Rolle. Viele Patienten müssen auch lernen, Kontrolle über reflexartige, feindselige Reaktionen zu bekommen, beispielsweise anstatt impulsiv jemanden anzuschreien oder auch stehen zu lassen, zunächst abzuwarten, wie sich die Situation entwickelt, um dann mit weniger Affekt überlegter reagieren zu können. Dies gilt insbesondere, wenn die *Impulsivität* (emotionale Ausbrüche) eines Patienten seine Zielerreichung (erwünschtes Ergebnis in der Situationsanalyse) bisher behindert hat. Der Therapeut sollte jede Situationsanalyse so gestalten, dass noch genügend Zeit für Rollenspiele bleibt. Meist benötigen die Patienten auch mehrere Versuche, um durch ein adaptives Verhalten zum erwünschten Ergebnis zu gelangen. Hier versucht der Therapeut nach dem jeweiligen Rollenspiel, in dem er selbst die Rolle des Gegenübers übernimmt, durch empathisches *Shaping* über positive Rückmeldung aber auch weitere Verbesserungsvorschläge dem Patienten zu helfen, sein Verhalten immer weiter zu optimieren.

Beispielsweise könnte der Therapeut im oben beschriebenen Situationsanalyse-Fallbeispiel wie folgt Rückmeldung geben:

„Das war ganz toll: Sie haben sich getraut, zu Ihrem Vater etwas zu sagen statt wie in der wirklichen Situation zu schweigen. Super, welch ein wichtiger Schritt! Aber nun können wir Ihr Verhalten noch weiter verbessern. Mir ist aufgefallen, dass Sie noch sehr leise gesprochen haben und mich auch gar nicht angeschaut haben. Haben Sie das auch bemerkt? Wie könnten Sie Ihr Verhalten darüber hinaus verändern, dass Sie noch selbstsicherer/dominanter wirken?"

4.1.7 *Kognitive Umstrukturierung*

Bei den Situationsanalysen werden fehlerhafte, wenig hilfreiche, dysfunktionale (eben präoperative) Kognitionen mit Bezug zu konkreten Ereignissen entdeckt, die korrigiert, umstrukturiert und für das Erreichen des erwünschten Ausgangs konstruktiv formuliert werden müssen. Dabei können auch Elemente und Techniken der kognitiven Therapie sensu Beck bzw. Meichenbaum (Hautzinger, 2003; Pössel & Hautzinger, 2009) genutzt werden. Insbesondere die typischen Schritte zum Herausarbeiten automatischer Gedanken (ABC-Schema), das Hinterfragen von pessimistischen und die

Techniken der kognitiven Therapie

Zielerreichung untergrabenden Gedanken (Sokratischer Dialog), das Finden von alternativen Interpretationen (unter Verwendung von Spaltenprotokollen; Hautzinger, 2011) und das Erarbeiten von aufbauenden, selbstwertdienlichen Selbstinstruktionen erscheinen hier als weitere Ergänzung und Vertiefung zur Situationsanalyse hilfreich (vgl. Tab. 12).

Tabelle 12: Spaltenprotokoll zur Erarbeitung alternativer Interpretationen im Rahmen einer Situationsanalyse (zum Beispiel in Kap. 4.1.5)

Situation	Gefühl	Automatische Interpretationen	Hilfreichere, konstruktive Interpretationen
Sitze am Tisch, lese Zeitung, Vater klopft, reagiere nicht gleich, Vater schreit mich an und verschwindet. Ich sage nichts, bin „baff".	erschrocken, verzweifelt, weine	Nicht schon wieder. Er hält sich nicht an meine Bitte. Er nimmt mich schon wieder nicht ernst. Nie kann ich mich durchsetzen.	Es ist mein gutes Recht auf der Verabredung zu beharren. Er verhält sich falsch und übergriffig, egoistisch. Ich wehre mich! Dies steht mir zu und ich traue mich jetzt.

4.1.8 Interpersoneller Fokus

Rein interpersonelle Ansatzpunkte bei der Therapie chronisch depressiver Patienten können interpersonelle Traumatisierungen, einschneidende zwischenmenschliche Erfahrungen und Veränderungen sowie Partnerschafts- und Familienkonflikte sein. Basierend auf der Interpersonellen Psychotherapie (IPT; Klerman & Weissman, 1993; Schramm, 2010) wurden für chronisch depressive Patienten mit einer Dysthymie spezielle IPT-Strategien in einem Manual beschrieben (IPT-D; Markowitz, 2003).

Methoden der Interpersonellen Therapie

Mithilfe der IPT-Techniken können die zwischenmenschlichen Probleme, die der chronisch depressiven Entwicklung vorausgegangen sind, diese aufrechterhalten oder Folge der Störung sind, direkt bearbeitet werden. Dem Patienten soll geholfen werden, neben der emotionalen Bearbeitung der zwischenmenschlichen Probleme auch die nötigen sozialen Fertigkeiten (Wahrnehmung, Verhalten) zu entwickeln und die unverarbeiteten Traumatisierungen zu bewältigen. Die detaillierte Analyse interpersoneller Beziehungen setzt die depressive Episode in einen interpersonellen Kontext. Je nach Fokus wird beispielsweise an einer günstigeren Anpassung an eine neue soziale Rolle (Fokus Rollenwechsel), Klärung und Bewältigung von zwischenmenschlichen Konflikten (Fokus Konflikte) oder angemessenem Betrauern des Verlustes und/oder dem Aufbau neuer vertrauensvoller Beziehungen (Fokus pathologische Trauer) gearbeitet. Bindungs- bzw. Beziehungsmuster, Kommunikationsstrategien sowie die Emotionen des Patienten stehen dabei immer im Vordergrund. Es hat sich bereits in einigen Fällen als hilfreich erwiesen, nach einer erfolgreichen stationären CBASP-Therapie eine kürzere ambulante IPT-Therapie als Erhaltungstherapie anzuschließen. Hierbei können die Patienten die – durch die CBASP-Therapie entstandenen – Rollenwechsel mit therapeutischer Unterstützung bearbeiten und verfolgen (z. B. neue Rolle als depressionsfreier Mensch nach jahrzehntelangem „Depressivsein", neue Arbeitsrolle, gegebenenfalls auch neue Rolle als Frührentner, neue Rolle nach Trennung, Umzug, etc.).

4.2 Stationäre Psychotherapie

Da chronisch depressive Patienten oft besonders schwer erkrankt sind, von ambulanten Therapien häufig nicht zufriedenstellend profitieren, massive häusliche Belastungen aufweisen und immer wieder in suizidale Krisen geraten, benötigen viele dieser Patienten eine stationäre intensive Behandlung. Bislang gab es kaum spezielle stationäre Behandlungskonzepte für chronisch depressive Patienten. Wir haben auf der Basis der ambulanten CBASP-Therapie (vgl. Kap. 4.1) ein multidisziplinäres stationäres, über drei Monate sich erstreckendes Therapieprogramm entwickelt, welches u. a. neue gruppentherapeutische CBASP-Konzepte integriert (Brakemeier et al., 2011; Brakemeier & Normann, in Druck). Die Abbildung 10 zeigt die Bausteine dieses multidisziplinären Konzeptes.

Multidisziplinäres stationäres Konzept

Bausteine einer stationären Behandlung

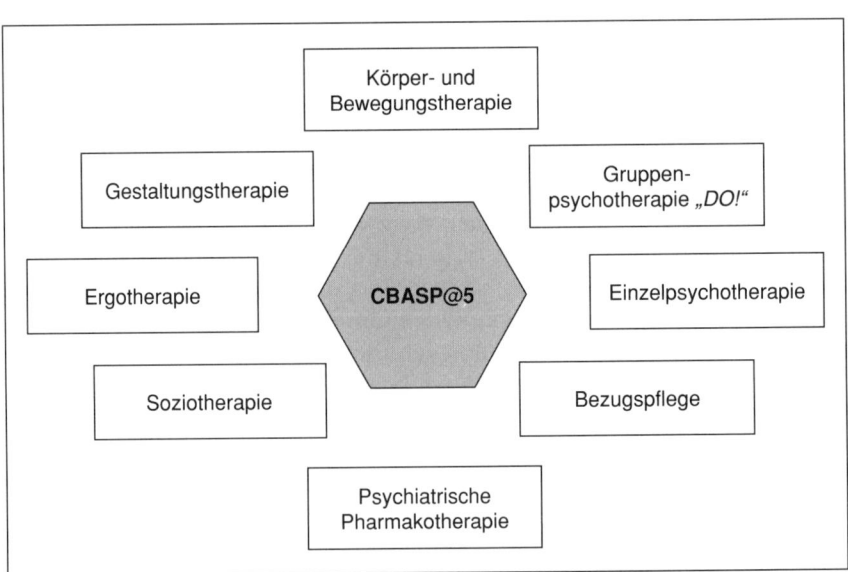

Abbildung 10: Bausteine des dreimonatigen stationären Therapiekonzeptes „CBASP@5" bei chronischer Depression (nach Brakemeier et al., 2011)

Die Einzeltherapien werden durch Gruppentherapien und Bezugspflege-gespräche ergänzt. Insbesondere das Gruppenformat erscheint eine effektive Modifikation, da die Patienten durch Modelllernen und Rollenspiele von-einander profitieren. Zudem können sie sich bedingt durch die Störungsho-mogenität der Gruppe leichter öffnen als in störungsheterogenen Gruppen, was ein Empathie-Training innerhalb der Gruppe ermöglicht. So kann es zu einem Heilungsprozess traumatischer Erfahrungen durch neue korrigie-rende Erfahrungen nicht nur im Kontakt mit dem Einzeltherapeuten (wie bei der ambulanten Therapie), sondern vielmehr mit dem Team aber auch den Mitpatienten kommen.

Neu und das ambulante Therapiekonzept erweiternd ist die „Gruppe *DO!*", welche nach unseren bisherigen Erfahrungen von den Patienten sehr gut angenommen und als sehr hilfreich empfunden wird. Die Inhalte und wich-tigsten Aspekte der Gruppenarbeit sind in Tabelle 13 zusammengefasst (für weitere Ausführungen s. Brakemeier & Normann, in Druck).

Tabelle 13: Wesentliche Aspekte der „Gruppetherapie *DO!*"

Therapeuten	• Ein erfahrener (CBASP-)Therapeut (Psychotherapeut/Arzt) • Ein geschulter Co-Therapeut (Psychologe/Arzt/Pflege)
Patienten	• 4 bis 9 chronisch depressive Patienten • möglichst auch in ähnlich gestalteter Einzeltherapie
Setting	• 1- bis 2-mal pro Woche, 90 bis 120 Minuten • mindestens 10 Sitzungen • halboffen
Inhalt	• Situationsanalysen-Training (SA-Training) • Kiesler Kreis-Training (KK-Training) • Empathie-Training (EM-Training)
Materialien	• Arbeitsmaterialien für Patienten (Handout und Arbeitsblätter) Power-Point-Präsentation • Laptop und Beamer für die PowerPoint-Präsentation • Flip-Chart mit verschiedenfarbigen Stiften
Evaluation	• Evaluationsfragebogen *DO!* • BDI-II und MADRS

Das an CBASP orientierte Therapiekonzept gliedert sich in drei Phasen. Nach einem Vorgespräch und der Aufnahme der Patienten findet anfangs eine zweiwöchige *Einführungsphase* statt, in welcher in der Einzeltherapie die Liste prägender Bezugspersonen mit Erarbeitung der Übertragungshy-pothesen durchgeführt wird. Im Rahmen einer Fallbesprechung, in welcher der Einzeltherapeut dem Team die Liste prägender Bezugspersonen vorstellt und die Übertragungshypothesen reflektiert werden, entscheidet das Team, ob die weitere Psychotherapie für den Patienten indiziert ist. Zudem können

3 Phasen der stationären Behandlung

auch die Patienten zu diesem Zeitpunkt entscheiden, ob sie an der weiteren Therapie teilnehmen möchten. Bei beidseitiger positiver Entscheidung, was bisher in 98 % der Fall war (Brakemeier et al., 2011), schließt sich die *Hauptphase* mit intensiven Einzel- und Bezugspflegegesprächen, der Gruppentherapie *(„DO!")* sowie anderen CBASP-Gruppentherapien an.

Nach etwa zwei Dritteln der Therapiezeit wird gemeinsam mit dem Patienten, den Bezugstherapeuten, dem Sozialarbeiter und dem verantwortlichen Oberarzt eine Zwischenbilanz zur Zielklärung durchgeführt. Hier wird reflektiert, inwieweit die Psychotherapie bisher hilfreich war und welche spezifischen Ziele – neben psychologischen insbesondere im psychosozialen Bereich – in den folgenden Wochen noch erreicht werden sollten. Etwa zwei Wochen vor Entlassung beginnt die *Abschiedsphase* und Abschlussphase.

Unsere bisherigen Erfahrungen zeigen, dass dieses stationäre Behandlungskonzept sehr gut durchführbar ist, von den Patienten akzeptiert und angenommen wird und vielversprechende Erfolge erzielen kann (vgl. Brakemeier & Normann, in Druck). Zur Erhaltung und Vertiefung der Fortschritte und des Therapieerfolgs empfehlen wir spezielle Selbsthilfegruppen von (ehemaligen) Patienten, die an einer chronischen Depression leiden und mit dem hier beschriebenen psychotherapeutischen Konzept bereits vertraut sind. Zudem bekommen Patienten das Angebot, nach persönlichem Bedarf etwa sechs Monate später an einem stationären Vertiefungs- bzw. Auffrischungskurs teilzunehmen. Dazu werden ehemalige Patienten des stationären Programms noch einmal für vier Wochen stationär aufgenommen. Dieses Angebot nehmen bisher etwa ein Drittel der Patienten wahr. Dabei verbessern sich die Patienten weiter bzw. Rückschläge und sich verschlimmernde Symptomatik wird aufgefangen. Davon unbenommen empfehlen wir den meißten stationären Patienten eine weitere ambulante Psychotherapie (nach den in Kapitel 4.1 beschriebenen Prinzipien und Methoden).

4.3   Kombination mit Antidepressiva

Die nationalen Versorgungsleitlinien zur Therapie der Depression (www. depression.versorgungsleitlinien.de/) empfehlen bei chronischen Depressionen die Kombination von medikamentösen und psychotherapeutischen Behandlungsstrategien als Standardbehandlung (vgl. auch Kap. 5). Entsprechend werden chronisch depressive Patienten meistens mit Psychotherapie und antidepressiver Pharmakotherapie behandelt. Nach zahlreichen wissenschaftlichen Untersuchungen darf heute die Wirksamkeit der tri- und tetrazyklischen Antidepressiva (wie Amitriptylin, Imipramin, Clomipramin u. a.), der Monoaminoxidasehemmer (wie Moclobemid, Tranylcypromin) und der selektiven Rückaufnahmehemmer (wie Citalopram, Fluoxetin, Paroxetin, Sertralin, Venlafaxin, Duloxetin, Reboxetin, Bupropion u. a.) in

Kombination aus Antidepressiva und Psychotherapie

der Behandlung der unipolaren Depression als gesichert gelten (Benkert, Hautzinger & Graf-Morgenstern, 2008). Es existieren bislang keine Hinweise, dass bestimmte Medikamente wirkungsvoller als andere in der Behandlung von akuten bzw. chronischen Depressionen sind (z.B. Metaanalyse von Lima & Moncrieff, 2000).

Trotz diesen klaren Empfehlungen ist die wissenschaftliche Evidenz für eine Kombinationsbehandlung (Antidepressiva und Psychotherapie) bei chronischen Depressionen keinesfalls überzeugend. Viele chronisch depressive Patienten haben zahlreiche Antidepressiva ohne Erfolg bzw. deutliche Besserung ausprobiert. Entsprechend lehnen viele dieser chronisch kranken und durch die Misserfolge frustrierten Patienten eine Pharmakotherapie ab. Die gegenwärtige Befundlage erlaubt dann auch eine alleinige, auf die spezielle Problematik der chronischen Depression zugeschnittene Psychotherapie (vgl. Kap. 5). Wir führen gegenwärtig eine große kontrollierte Therapiestudie durch, bei der mehrere hundert chronisch depressive Patienten an mehreren klinischen Zentren nur psychotherapeutisch behandelt werden (vgl. Schramm et al., 2011). Ergebnisse sind jedoch erst in einigen Jahren zu erwarten.

Jeder depressiv erkrankte Patient bedarf einer individuell zugeschnittenen Behandlung, welche auch Begleiterkrankungen (z.B. Suchtmittelmissbrauch, Komorbidität) und Komplikationen (z.B. Suizidalität) berücksichtigt. Sprechen Patienten nach 4 bis 6 Wochen auf richtig verabreichte (dosiert, eingenommen) Medikation nicht an, dann ist der Wechsel zu einem anderen Antidepressivum, die zusätzliche Gabe von Lithium oder von Antikonvulsiva sinnvoll.

Erhaltungstherapie besonders wichtig

Chronisch depressive Patienten sollen nach Remission der Depression die Medikation mindestens bis zu einem halben Jahr, bestenfalls über mehrere Jahre (u.U. dauerhafte Einnahme) fortsetzen. Durch die langfristige Einnahme antidepressiver Medikamente oder Lithium kann die Rückfallgefahr und das Wiederauftreten ernsthafter depressiver Symptome und depressiver Episoden (vor allem bei rezidivierenden Verläufen mit zahlreichen früheren Episoden) deutlich vermindert werden. Ohne fortgesetzte Behandlung erleiden 80 % der Patienten innerhalb von zwei Jahren eine erneute depressive Phase. Die Kombinationstherapie hingegen sichert über 60 % der Patienten Rückfallfreiheit.

4.4   Wirkmechanismen und Mediatoren

Wie bei nahezu allen psychotherapeutischen und psychiatrischen Behandlungen, wissen wir über die Wirkmechanismen und Veränderungsmediatoren noch sehr wenig. Dennoch wollen wir hier unsere Erfahrungen und theoretischen Vermutungen zu den Mediatoren bzw. Mechanismen darstellen, die bei der Psychotherapie chronischer Depressionen wirken:

- Psychotherapie wirkt insbesondere über die korrigierenden neuen, aufrichtigen und positiven Beziehungserfahrungen. Dies dürfte vor allem bei traumatisierten Patienten zutreffen, deren Depression früh begann.
- Die Wahrnehmung und konkrete Erfahrung der Funktionalität des eigenen Handelns (*„Was ich tue, hat Konsequenzen.“*) hilft Patienten aus der erworbenen, chronifizierten und resistenten Hilf- und Hoffnungslosigkeit heraus.
- Psychotherapie bedarf einer gewissen Länge und Intensität, um die festgefahrenen Denk- und Verhaltensmuster aufzulösen.
- Psychotherapie und die damit verbundenen korrigierenden Erfahrungen erhöhen die Empathiefähigkeit und folglich die *„Theory of Mind“*-Defizite.
- Psychotherapie differenziert die kognitive Verarbeitung, was dazu beiträgt, das präoperative, naive Denken in ein operationales, reiferes Denken zu entwickeln.
- Patienten werden durch Verhaltensübungen und Beziehungserfahrungen zu freundlich-dominanten bzw. freundlichen, transparenten, authentischen, offenen und verständnisvollen Personen (entsprechend des Kiesler Kreises).
- Psychotherapie fördert durch die kognitiven und verhaltensbezogenen Interventionen z. B. im Rahmen der Situationsanalyse bzw. Verhaltensübungen die internale, stabile Attribution von Fortschritten und von Erfolgen.
- Der Fokus und der Nutzen von eigenen Ressourcen erhöhen die Selbstwirksamkeitserwartungen.
- Psychotherapie fördert ein realistisches Verständnis der depressiven Erkrankung und deren Bewältigungsmöglichkeiten. Folglich entwickelt sich auch eine Toleranz gegenüber depressiven Beschwerden. Patienten haben mehr Geduld mit sich, ein besseres Verständnis und mehr Frustrationstoleranz bei Verschlechterung bzw. nur teilweiser Besserung.

Generell wird vermutet, dass Psychotherapie bei affektiven Störungen dadurch Besserung bewirkt, dass durch neue (kognitive, behaviorale, interpersonelle und emotionale) Fertigkeiten die Stressregulation im Körper gelingt, was sich günstig auf die Neurogenese in den unterschiedlichen Hirnarealen und den Hirnstoffwechsel (vor allem Serotonin) auswirkt (Hautzinger, 2006, 2010). Degenerierte neuronale Netzwerke dominieren bestimmte Hirnareale und Funktionen während einer Depression. Die über die vermuteten Wirkmechanismen durch Psychotherapie erzielte Besserung der Depression (Remission) geht mit veränderter Genexpression, Erhöhung des Nervenwachstumsfaktors sowie der Normalisierung von Cortisol- und Serotoninstoffwechsel einher, was dann zu erneuerten, intakten Netzwerken, normalisierten Wahrnehmungs-, Verarbeitungs- und Verhaltensmustern führt.

4.5 Schwierigkeiten und Probleme bei der Psychotherapie

Bei chronisch depressiven Patienten stoßen Psychotherapeuten auf viele Schwierigkeiten und Probleme. Dazu gehören insbesondere die mangelnde Motivation verbunden mit der schwierigen Beziehungsgestaltung, Pessimismus und ausgeprägte Hoffnungslosigkeit gegenüber einer Behandlung aufgrund der meist langen Vorgeschichte an therapeutischen Fehlschlägen und Therapieresistenz, die immer wieder auftretende latente oder akute und meist sehr hartnäckige Suizidalität sowie die Komorbidität mit anderen psychischen und somatischen Störungen.

Viele Schwierigkeiten während der Therapie

4.5.1 Mangelnde Motivation

Chronisch depressive Patienten sind zu Behandlungsbeginn häufig unmotiviert, hoffnungslos und überzeugt, dass auch diese Psychotherapie nicht helfen und nichts ändern wird. Aussagen wie: *„Egal, was ich tue, ich werde immer depressiv bleiben"* oder sogar an den Therapeuten gerichtet: *„Egal, was Sie tun werden, ich werde immer depressiv bleiben"* drücken eindrucksvoll diese Motivationsbarriere aus. Daher besteht eine der schwierigsten Aufgaben von Psychotherapeuten darin, diese unmotivierten Patienten zu Verhaltensänderungen zu bewegen. Wir haben hilfreiche Strategien dargestellt, die alle das Ziel haben, Patienten die Erkenntnis zu vermitteln, dass ihr Verhalten immer Konsequenzen hat. Wenn Patienten in der Therapie erfahren, dass ihr Verhalten negative Konsequenzen nach sich zieht, steigt die Wahrscheinlichkeit, dass Patienten ihr Verhalten verändern und Motivation für die Mitarbeit und die Veränderung aufbringen. Strategien hierfür sind zum einen die Situationsanalyse (vgl. Kap. 4.1.5), wobei v. a. die Frage: *„Warum haben Sie nicht erreicht, was Sie wollten?"* (Schritt 7 der Explorationsphase) von Therapeuten bewusst als Intensivierung des Leidensdruck genutzt werden sollte, damit anschließend durch ein Erleichterungsmoment während der Lösungsphase negative Verstärkung erfahren wird. Weitere Strategien der Motivationsförderung sind der Einsatz von negativem diszipliniertem persönlichem Einlassen (DPE, vgl. Kap. 4.1.4). Eine beispielhafte Äußerung könnte sein: *Warum kommen Sie hierher und verletzen mich? Wollen Sie das?* Auch im Rahmen der Interpersonellen Diskriminationsübungen können Motivationsbarrieren aufgelöst werden, wenn Patienten erfahren, dass ihr Therapeut sich entgegen der Erwartung aufgrund ihrer bisherigen Erfahrungen verhält (vgl. Kap. 4.1.4).

Motivationsmangel, schwierige Beziehungsgestaltung

4.5.2 Schwierige Beziehungsgestaltung

Chronisch depressive Patienten können aufgrund ihrer häufig überwiegend negativen Prägungsvergangenheit einhergehend mit ihrem Wahrnehmungsdilemma (vgl. Kap. 2.1) misstrauisch, distanziert, skeptisch und/oder ab-

lehnend wirken. Im Kiesler Kreis (vgl. Kap. 4.1.3) überwiegt oft ein feind-
seliger, feindselig-unterwürfiger, unterwürfiger und gelegentlich auch ein
feindselig-dominanter Stimuluscharakter, was dem Aufbau einer vertrau-
ensvollen therapeutischen Beziehung zunächst im Wege steht. Viele Menschen aber auch Therapeuten reagieren auf dieses Beziehungsangebot komplementär. Sie übernehmen den dominanten Part der Beziehungsgestaltung,
reagieren auch feindselig, feindselig-dominant oder feindselig-unterwürfig,
was sich in Rückzug, Beziehungsabbruch, Therapieabbruch, Mobbing,
Ausnutzen, etc. zeigt. Die dargestellte Psychotherapie CBASP (vgl. Kap. 4.1
und 4.2) bietet durch den Einbezug des Kiesler Kreises (vgl. Kap. 4.1.3)
und des DPE (vgl. Kap. 4.1.4) gerade für diese schwierige Interaktion hilfreiche Strategien und Techniken, um mit dem spezifischen Beziehungsangebot umzugehen, zu Patienten „durchzudringen" und Vertrauen aufzu-
bauen. So äußerte sich ein zu Beginn besonders feindselig wirkender
CBASP-Patient beim Therapieende:

> „Sie haben mich wachgerüttelt, indem Sie mir immer wieder gesagt
> haben, dass ich Sie verletze oder frustriere. Zuerst wollte ich das nicht
> wahr haben, aber dann habe ich es eingesehen und es ja auch geschafft,
> dieses Verhalten zu verändern – aber nur, weil Sie bei mir geblieben sind
> und mir ja auch gesagt haben, dass ich Ihnen wichtig bin und Sie mir
> wirklich helfen wollen, aus meinem Dilemma rauszukommen."

4.5.3   Akute und latente Suizidalität

**Hoffnungs-
losigkeit,
Suizidalität,
Komorbidität**

Suizidalität – zumindest in latenter Form – taucht bei nahezu allen chronisch depressiven Patienten im Verlauf ihrer Leidensgeschichte oft über
lange Zeiträume und sehr hartnäckig auf. Viele Patienten geben einen
„Wunsch nach Ruhe" an oder bezeichnen sich als lebensmüde. Einige haben
auch konkrete Suizidvorstellungen und -pläne und bei vielen Patienten
finden sich in der Vorgeschichte zahlreiche Suizidversuche. Bei akuter
Suizidalität ist diszipliniertes persönliches Einlassen (DPE) hilfreich und
wirksam (siehe Beispiel 3 in Kap. 4.1.4). Dem „abgespaltenen" Patienten
soll durch das emotionale DPE verdeutlicht werden, welche Gefühle und
Reaktionen ihr möglicher Suizid in ihrem Therapeuten auslösen würde.
Dies ist für sehr viele Patienten überraschend, da diese Beziehungserfahrung oft einen Kontrast zu bisherigen Erfahrungen darstellt. So lernen sie,
dass sie doch für jemanden wichtig und bedeutsam sind, was Hoffnung und
Lebensmut erzeugen kann.

Der latenten, nicht akuten Suizidalität, welche sich häufig in Form eines
Ruhewunsches oder dem Gedanken, *„wenn alles doch nichts hilft, bringe*

ich mich um" äußert, sollte insbesondere in der Anfangsphase einer Therapie mit empathischem Verständnis und einer sicheren Gelassenheit begegnet werden. Nach einem häufig trostlosen und leidvollen Leben, welches die Prägungen (vgl. Kap. 4.1.2) verdeutlichen, ist der Ruhewunsch durchaus nachvollziehbar. Therapeuten sollten darauf vertrauen, dass Patienten durch die Psychotherapie wieder Hoffnung, Lebenswillen und Genussfähigkeit erreichen und sich so die latente Suizidalität zurückbilden wird.

4.5.4 Hoffnungslosigkeit durch Behandlungsfehlschläge und Therapieresistenz

Die meisten Patienten haben bereits zahlreiche Therapieversuche insbesondere mit Medikamenten, aber auch mit Psychotherapien oder anderen Verfahren ohne deutliche Erfolge hinter sich. Durch die Auflistung der gescheiterten Versuche sind Patienten nachvollziehbar demotiviert und hoffnungslos, jedoch sollten Psychotherapeuten ihnen trotzdem Hoffnung vermitteln. Diese Hoffnungsvermittlung kann authentisch geschehen, da durch die dargestellten spezifischen Strategien Möglichkeiten zur Verfügung stehen, die, kombiniert mit Medikamenten, Hilfe und Erleichterung verschaffen können. Bei akuter Suizidalität, hoher Therapieresistenz bzw. schwerer depressiver Symptomatik empfehlen wir eine stationäre Behandlung, die anschließend ambulant fortgeführt werden sollte.

4.5.5 Komorbiditäten

Bei den chronisch depressiven Patienten lassen sich zahlreiche und schwerwiegende andere psychische Erkrankungen diagnostizieren (vgl. Kap. 1.6). Oft werden Persönlichkeitsauffälligkeiten bzw. -störungen deutlich. Komorbidität stellt keinen Grund dar, die dargestellten psychotherapeutischen Strategien zur Behandlung der chronischen Depression nicht anzuwenden. Je nach komorbider Störung können Modifikationen und Kombinationen bzw. Ergänzungen erforderlich sein. Erste Ergebnisse unseres stationären Behandlungskonzepts (vgl. Kap. 4.2) zeigen, dass Patienten mit hohen Komorbiditäten (insbesondere Alkoholmissbrauch, Somatisierungs- und Persönlichkeitsstörungen) weniger von der Therapie profitieren als die chronisch depressiven Patienten ohne starke Komorbidität. Dennoch profitieren auch die komplex gestörten Patienten von der Psychotherapie. Offensichtlich sind mehr Geduld, mehr Zeit, höhere Intensität und ergänzende Therapieelemente erforderlich.

4.6 Empfehlungen und Prognose

Bei früher Traumatisierung und frühem Erkrankungsbeginn ist Psychotherapie besonders geeignet

Aufgrund unserer bisherigen Erfahrungen und der vorliegenden empirischen Belege empfiehlt sich das zuvor dargestellte (vgl. Kap. 4.1 und 4.2), an CBASP orientierte ambulante oder stationäre Vorgehen insbesondere bei chronisch depressiven Patienten mit einem *frühen* Krankheitsbeginn (erste Depression vor dem 21. Lebensjahr) und frühen traumatischen Lebenserfahrungen. Dabei sollte die Psychotherapie kombiniert werden mit einer medikamentösen Behandlung (vgl. Kap. 4.3). Die Dauer der Therapie ist auf den individuellen Patienten anzupassen, doch ist eine Langzeittherapie eher indiziert.

Keine Traumatisierung, akute kognitive und behaviorale Probleme sprechen für eine KVT

Bei chronisch depressiven Patienten mit *spätem* Beginn bzw. ohne die traumatischen Erfahrungen in der Kindheit ist eine Kognitive Verhaltenstherapie (KVT, Hautzinger, 2003, 2010) oder eine Interpersonelle Psychotherapie (IPT, Schramm, 2010) unter Umständen kombiniert mit Medikation sinnvoller. Bei dieser Patientengruppe erweisen sich die prägenden Bezugspersonen überwiegend als positiv und Übertragungshypothesen sind schwer zu formulieren. Situationen, in denen diszipliniertes persönliches Einlassen und interpersonelle Diskriminationsübungen anzuwenden sind, ergeben sich selten. Der Schwerpunkt der Therapie liegt eher auf derzeitigen, konkreten Problemen.

Interpersonelle Konflikte, Rollenwechsel, Trauer sprechen für IPT

Bei vorrangig interpersonellen Problemen – wie zwischenmenschliche Konflikte, Rollenwechsel oder pathologische Trauer – erscheint eher die IPT indiziert. Bei verhaltensbezogenen Defiziten (mangelnde Tagesstruktur, Inaktivität, geringe soziale Verstärker, fehlende Achtsamkeit, ungeschicktes Verhalten bzw. Verhaltenslücken) und kognitiven Problemen (dysfunktionale Gedanken und Einstellungen, ungeschickte Wertehierarchie, Akzeptanzdefizite) spricht alles für die KVT. KVT und IPT haben sich bei Patienten mit unterschiedlichsten Bildungsniveaus gut bewährt und ihre Wirksamkeit erwiesen. Beide Verfahren haben sich auch bei der Behandlung von älteren Patienten mit einer Depression bewährt.

Kooperative Patienten haben günstige Prognose

Bezüglich der *Prognose* der Psychotherapie bei chronisch Depressiven gilt die Erfahrung, dass diese günstiger ist, wenn die Patienten
- die Situationsanalyse am Ende der Therapie selbstständig ohne Hilfe der Therapeuten durchführen können und diese auch nach Beendigung der Therapie weiter für sich nutzen,
- ihren interpersonellen Stimuluscharakter (Kiesler Kreis) ändern konnten,
- die heilsamen Beziehungserfahrungen, die sie in der Therapie erlebten, in den Alltag transferieren und auf aktuelle Beziehungen übertragen können,
- an den Lebensumständen und der Abkapselung tatsächlich etwas ändern,

- die bearbeiteten Materialien (z. B. Wochenpläne, Spaltenprotokolle, Notfallpläne) nutzen und im Alltag selbstständig anwenden,
- die Tagesstruktur dahingehend verändert haben, dass eine Balance zwischen belastenden und entlastenden, aversiven und positiven Tätigkeiten bzw. Aktivitäten besteht,
- sie insgesamt aktiver und sozial eingebundener (soziale Kontakte) sind,
- konstruktivere (handlungsbezogene) Selbstinstruktionen zeigen und die Selbstbewertungen positiv („self-serving") ausfallen,
- Verschlechterungen und Risikosituationen wahrnehmen und bewältigen.

5   Stand der Psychotherapieforschung

Für Patienten mit chronischen Depressionen wurden bislang vergleichsweise wenige kontrollierte Therapiestudien durchgeführt. Die existierenden Studienergebnisse weisen jedoch darauf hin, dass Psychotherapie auch bei chronischen Depressionen wirksam ist. Dabei erweist sich meist die Kombination aus Psychotherapie und Antidepressivatherapie erfolgreicher als Monotherapien oder Plazebo. Eine Metaanalyse, welche die Wirksamkeit von Psychotherapien bei der chronischen Major Depression und der Dysthymie untersucht, kommt zu dem Schluss, dass Psychotherapien zwar wirksam sind, jedoch erst ab einer Dauer von mindestens 18 Sitzungen (Cuijpers et al., 2010). Vor allem *störungs- und problemspezifische* Psychotherapien scheinen in der Behandlung chronischer Depressionen hilfreich und wirksam zu sein.

Wenige Therapiestudien, eine Metaanalyse

Es sind einige wenige Studien, meist mit kleinen Fallzahlen, zur Wirksamkeit von Kognitiver Verhaltenstherapie (KVT), Interpersoneller Psychotherapie (IPT), achtsamkeitsbasierter kognitiver Verhaltenstherapie und dem Cognitive Behavioral Analysis System of Psychotherapy (CBASP) publiziert.

Ravindran et al. (1999) haben 97 Patienten mit einer Dysthymie (ohne komorbide Störungen) über 12 Wochen entweder mit Sertralin oder mit Placebo nach einem kontrollierten, doppelblinden Versuchsplan behandelt. Etwa die Hälfte der Patienten (insgesamt 49) in jeder Bedingung erhielt zusätzlich ein kognitiv-verhaltenstherapeutisches Gruppenangebot. Die Kombination von Sertralin und KVT erbrachte die höchsten Besserungsraten (71 %), während KVT in Kombination mit Plazebomedikation deutlich schlechter abschnitt (33 % Besserung).

Kombination von Psychotherapie und Medikation überlegen

69

Ebenfalls an rein dysthymen Patienten (N=40) untersuchten Hellerstein und Mitarbeiter (2001) den Effekt einer Gruppentherapie aus kognitiven, behavioralen und interpersonellen Elementen. Es zeigte sich, dass die Kombinationsbehandlung (SSRI und Gruppe) klar bessere Ergebnisse erbrachte als die reine SSRI Behandlung (vgl. Abb. 11).

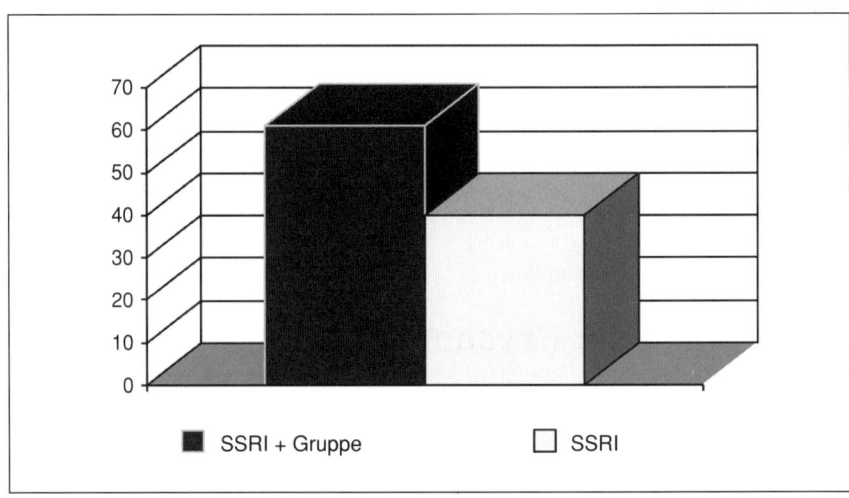

Abbildung 11: Anteil gebesserter Patienten nach 6 Monaten (Hellerstein et al., 2001)

Der Vergleich von IPT mit einer unspezifisch, unterstützenden Psychotherapie (BSP) und der Kombination SSRI und IPT (Markowitz et al., 2005) bei der Behandlung von reinen Dysthymien, erbrachte erneut, dass die Kombinationsbehandlung (N=21) mit 57 % Besserungsrate den Psychotherapien mit 35 % (IPT, N=23) bzw. 31 % (BSP, N=26) überlegen war.

CBASP besonders erfolgreich bei früher Traumatisierung In einer großen, multizentrischen Studie von Keller und Mitarbeitern (2000) kam die bis dahin weitgehend unbekannte, doch speziell für chronische Depressionen konzipierte Psychotherapie, das *„Cognitive Behavioral Analysis System of Psychotherapy"* (CBASP; McCullough, 2000) zum Einsatz (vgl. Kap. 4.1 und 4.2). In dieser Studie wurden 681 chronisch depressive Patienten, die an seit Jahren bestehenden depressiven Episoden litten und zahlreiche vergebliche Behandlungsversuche hinter sich hatten, entweder mit einem SSRI, mit CBASP oder mit einer Kombination aus SSRI und CBASP behandelt. Alle drei Interventionen erwiesen sich sowohl kurz- (3 Monate) wie längerfristig (12 Monate) als wirksam. Die Kombinationstherapie erzielte die deutlichsten Effekte (Effektstärke = 1.8), zwischen den beiden Monotherapien (Effektstärken 1.4 und 1.5) konnten keine Unterschiede festgestellt werden. Die Besserungsrate betrug in der CBASP-Gruppe 52 %, in der Nefazodon-Gruppe 55 % und in der Kombinations-Gruppe 85 %. Die Remissionsraten (definiert als HDRS-Wert unter 9 Punkten; HDRS = Hamilton Depression Rating Skala) betrugen bei CBASP 24%, bei Nefazodon 22% und bei der Kombinationstherapie 42%. Die Kombinationsbehandlung ging auch mit einem deutlich besseren psychosozialen Leistungsniveau einher (Hirschfeld et al., 2002).

In einer nachträglichen Reanalyse wurden diese Patientengruppen dahingehend unterschieden, ob eine frühe traumatische Erfahrung in der Kindheit vorlag oder nicht. Die Psychotherapie (CBASP) erwies sich insbesondere bei Patienten mit frühen Traumatisierungen als besonders erfolgreich (Nemeroff et al., 2003), erzielte in dieser Patientengruppe ein deutlich besseres Ergebnis als die SSRI Behandlung und war statistisch nicht länger von der Kombinationstherapie unterscheidbar (vgl. Abb. 12).

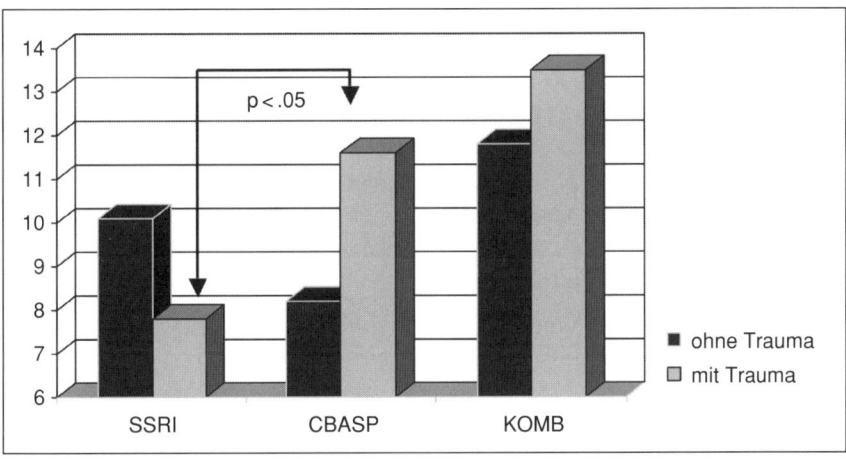

Abbildung 12: Differenzielle Indikation für Psychotherapie bei chronischen Depressionen mit früher Traumatisierung (nach Nemeroff et al., 2003). Differenz (prä-post) der depressiven Symptomatik abgetragen auf der Ordinatenachse

Inzwischen liegt eine weitere Studie zur Effizienz von CBASP vor (Kocsis et al., 2009). Hierbei wurden chronisch depressive Patienten zunächst pharmakotherapeutisch behandelt. Nur diejenigen, die keine bzw. nur teilweise Besserung zeigten, wurden in einer zweiten Studienphase zufällig entweder mit einem alternativen Medikament (N=96), mit einem Medikament plus CBASP (N=200) oder einem Medikament plus einer unterstützenden, wenig spezifischen Psychotherapie (BSP, N=195) weiterbehandelt. Zwischen den drei Behandlungsarmen konnten keine relevanten (klinischen oder statistischen) Unterschiede in den Besserungsraten bzw. der Symptomreduktion gefunden werden. Die Remissionsraten (bezogen auf HDRS) lagen für SSRI bei 39,5%, für BSP bei 31% und für CBASP bei 38,5%. Allerdings werden diese Ergebnisse erheblich durch die (zu) kurze Dauer der Psychotherapie (12,6 Sitzungen) sowie die Patientenpopulation (Präferenz für medikamentöse Strategien) eingeschränkt.

Psychotherapie
bei unmedizier-
ten, chronisch
depresssiven
Patienten
möglich

Ein erster Vergleich zwischen IPT und CBASP bei 30 unmedizierten, ambulanten, chronisch depressiven Patienten im Rahmen einer Pilotstudie (Schramm et al., 2011b) erbrachte klare Effektvorteile für CBASP. Auch eine erste Pilotstudie des multidisziplinären stationären CBASP-Konzeptes, welches zusätzlich zur Einzeltherapie ein neues Gruppenkonzept integriert (vgl. Kap. 4.2), erbrachte bezüglich Durchführbarkeit und Besserung vielversprechende Ergebnisse (Brakemeier et al., 2011).

Aktuelle Studien
vergleichen
CBASP, KVT,
Psychoanalyse
und unter-
stützende
Psychotherapie

Gegenwärtig werden zwei umfangreiche vergleichende Psychotherapiestudien im ambulanten Rahmen durchgeführt. Die eine (Schramm et al., 2011a) vergleicht bei unmedizierten chronisch depressiven Patienten das CBASP-Konzept mit einer allgemeinen, unterstützenden Psychotherapie ("System of Supportive Psychotherapy"). Die andere Studie vergleicht psychoanalytische Langzeittherapie mit kognitiver Verhaltenstherapie ergänzend zu einer bestehenden Pharmakotherapie bzw. ohne diese Medikation unter realistischen, durch die Psychotherapierichtlinien vorgegebenen (deutschen) Versorgungsbedingungen (Leuzinger-Bohleber et al., 2010). Dabei werden chronisch depressive Patienten von niedergelassenen Psychotherapeuten entweder nach der präferierten Bedingung oder nach Randomisierung auf Psychoanalyse bzw. Kognitive Verhaltenstherapie behandelt. Beide noch laufende Studien versprechen interessante Ergebnisse hinsichtlich des Stellenwertes des von uns hier favorisierten Behandlungskonzepts (vgl. Kap. 4.1).

Klassische Psychotherapien – wie die kognitive Verhaltenstherapie oder die Interpersonelle Psychotherapie – sind bei chronischen Depressionen weniger wirksam als bei akuten, episodischen Depressionen (De Jong-Meyer et al., 2007). Ein Grund könnte darin liegen, dass die typischen Grundelemente dieser Psychotherapien – nämlich auf Denken und Verhalten ausgerichtete, strukturierte, aktive, direktive Therapeuten, Fokus auf den aktuellen Problemen und der Vermittlung von Kontrolltechniken zur Überwindung der Probleme, ein gestuftes und Erfolge vermittelndes Vorgehen (vgl. Hautzinger, 2010) sowie die begrenzte Behandlungsdauer – bei der Therapie chronisch

depressiver Patienten nicht ausreichen. Auf die geschilderten, für chronische Depressionen typischen Probleme und Schwierigkeiten dieser Patienten – vor allem die innere Abschottung, das ungenaue Beobachten, die mangelhafte Erfahrungsverarbeitung, die traumatischen Erfahrungen, die undifferenzierte Übertragung von früheren Beziehungserfahrungen auf heutige (auch therapeutische) Beziehungen – gehen die traditionellen Psychotherapien nicht ausreichend und in genügendem Umfang ein. Hier sind Weiterentwicklungen (wie z. B. CBASP) und Ergänzungen erforderlich. Dabei wird insbesondere angenommen, dass eine persönliche Einlassung der Therapeuten und eine kontrollierte Selbsteinbringung (vgl. Kap. 4.1.4) ein entscheidender positiver Wirkfaktor in der Psychotherapie chronischer Depressionen ist (vgl. Kap. 4.4). Es ist diese Beziehungsgestaltung, die den Zugang zu den Patienten ermöglicht und interpersonale Diskriminationsfähigkeit und Empathie sowie die Überwindung der inneren Abschottung fördert (vgl. Kap. 4.1).

6 Falldarstellung zur Behandlung einer chronischen Depression

Die Patientin Frau K. ist eine 51-jährige Bankangestellte, die seit 30 Jahren mit einem Ingenieur verheiratet ist. Sie hat einen erwachsenen, bereits verheirateten Sohn.

Sie wird von ihrem behandelnden Psychiater überwiesen, der sie seit vielen Jahren mit verschiedenen Medikamenten behandelt, ohne dass es bislang zu einer anhaltenden Verbesserung ihres Zustands kam. Sie gibt an, depressiv zu sein „solange ich zurückdenken kann". Schon seit der Kindheit hatte sie das Gefühl, nicht „ihr eigenes Leben zu leben" und ebenso gut „tot sein zu können". Diesem Zustand anhaltender Niedergeschlagenheit (Dysthymie) beziehungsweise empfundener Sinnlosigkeit setzten sich bei aktuellen Lebensbelastungen depressive Episoden (bislang 8) auf, die immer wieder zu akuter Suizidalität führten. So kam es im Rahmen einer Trennung durch ihren Mann vor 10 Jahren zu einem Suizidversuch, da sie sich nicht vorstellen konnte, alleine zu leben. Der jetzigen Verschlechterung ging eine drohende Kündigung am Arbeitsplatz voraus. Im BDI-2 erreicht sie einen Wert von 38 Punkten, was eine schwere Ausprägung der Depressivität nahelegt.

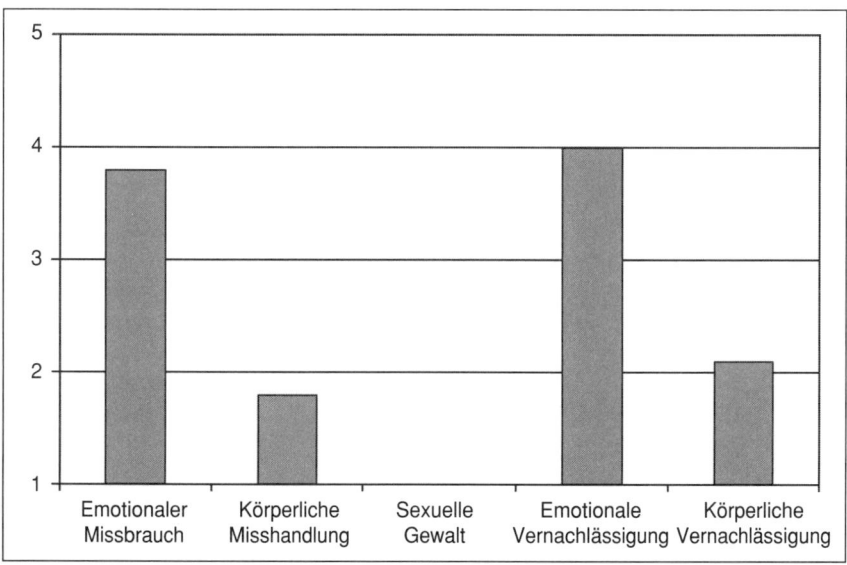

Abbildung 13: Auswertung des Fragebogens zu Kindheitserlebnissen von Frau K.

Der CTQ (vgl. Kap. 1.7.2 und Abb. 13) gibt Hinweise auf schwere emotionale Vernachlässigung und schweren emotionalen Missbrauch.

Diagnosen: Das Strukturierte klinische Interview (SKID I) erbringt eine „Double Depression" (depressive Episode aufgesetzt auf vorbestehende Dysthymie, früher Beginn). Sie erfüllte ebenfalls die Kriterien für eine selbstunsicher-dependente Persönlichkeitsstörung (SKID II).

Therapieplanung: Da das Antidepressivum lediglich akute depressive Episoden gemildert hatte, jedoch nicht zur Remission oder Rückfallprophylaxe führte, ist die störungsspezifische Psychotherapie CBASP (vgl. Kap. 4.1) zur Behandlung der Selbstisolation und Vermeidung, der Sinnlosigkeit und Selbstabwertungen, der dysfunktionalen Schlussfolgerungen, der Hoffnungslosigkeit, der Wahrnehmungsverzerrungen, der Fertigkeitendefizite und der Alltagsbewältigung indiziert.

Liste prägender Bezugspersonen und die Übertragungshypothese: Nach der Exploration des Krankheitsverlaufs wird zunächst die „Liste prägender Bezugspersonen" (vgl. Kap. 4.1.2) erhoben. Frau K. nannte dabei als erstes den Vater. Dieser litt ebenfalls unter einer schweren chronischen Depression, war die meiste Zeit nicht arbeitsfähig, sprach mit niemandem, beachtete sie nicht und führte innerhalb der Familie ein völlig passives, zurückgezogenes Dasein. Als kausale Schlussfolgerung kann die Patientin folgende Prägung formulieren: „Ich fühle mich nicht gesehen und unwichtig".

Den Einfluss der unselbstständigen und unsicheren Mutter, die sich in einer Art Kinderrolle wiederum von ihrer Mutter dominieren ließ, sich nicht durchsetzen konnte und sich wenig um sie kümmerte, beschreibt sie mit: „Es hat keinen Sinn, sich zu wehren" .

Die Großmutter mütterlicherseits, die in dominant-feindseliger Weise „das Regiment" in der Familie führte, befahl ihr „brav zu sein, um der Familie nicht noch mehr Last aufzubürden als dies bereits durch den nutzlosen Vater geschieht". Aufgaben im Haushalt sollte sie nicht übernehmen, da die Großmutter das „besser und schneller erledigte". Die Prägung durch diese Oma lautet daher: „Ich bin überflüssig."

Auch ihren Ehemann beschreibt sie als dominant, kontrollierend, ich-zentriert und wenig emotional bzw. gefühlsbetont, dabei jedoch als zuverlässig. Gelernt hat sie durch die Beziehung folgende Prägung: „Mich kann jeder rumschubsen".

Nach dem Erarbeiten der Prägungen, sucht die Therapeutin den „roten Faden" und zwar vor allem in Hinblick auf die relevanten Domänen „Nähe", „emotionale Bedürfnisse", „Fehler/Versagen" sowie „negativer Affekt". Auf die Frage, welche Prognose Frau K. angesichts der auf der Flip-Chart aufgelisteten Prägungen (vor allem durch weibliche Personen) der Beziehung zur Therapeutin gebe, antwortete sie: „Ich muss auch bei Ihnen im Hintergrund bleiben, bin unwichtig und werde nicht gesehen". Daraus wurde die

Übertragungshypothese abgeleitet: „Wenn ich etwas von meiner Therapeutin brauche (Domäne: emotionale Bedürfnisse), wird sie nicht darauf eingehen. Ich bin unwichtig für sie."

Die folgenden zwei Sitzungen sagte die Patientin mit verschiedenen Begründungen ab. In der nächsten Stunde wurden weitere Informationen zum Ablauf der Therapie und insbesondere der persönlichen Rolle des Therapeuten (DPE, vgl. Kap. 4.1.4) und der Funktion dieser Rolle für die Behandlung chronischer Depression vermittelt:

„Chronisch depressive Menschen, die in ihrer Entwicklung stark belastenden Umständen wie beispielsweise einer Vernachlässigung (ihrer Grundbedürfnisse) ausgesetzt sind, eignen sich oftmals nicht ohne inneren Groll einen passiv-vermeidenden, unterwürfigen Lebensstil an. Damit unsere Beziehung nicht dadurch belastet wird, dass ich als Reaktion auf diesen Stil dominant und beschützend die gesamte therapeutische Arbeit für Sie tue, werde ich Ihnen immer direkt rückmelden, welche Auswirkungen solche Verhaltensweisen auf mich haben. So haben Sie die Chance, bewusst die Lernerfahrung zu machen, dass eine menschliche Beziehung qualitativ anders ist als diejenigen, die Sie zuvor erlebt haben. Es geht also in dieser Therapie um uns beide. Das werden Sie vermutlich unterschiedlich erleben als in den Therapien, die Sie zuvor durchlaufen haben."

In diesem Zusammenhang werden auch der *Kiesler Kreis* und die Ergebnisse des IMI besprochen (vgl. Kap. 1.7.3 und 4.1.3 und Anhang, S. 84), bei dem die Patientin der Therapeutin den höchsten Wert auf dem dominant-freundlichen Sektor gibt. Die Patientin wird komplementär dazu von der Therapeutin als feindselig-unterwürfig/vermeidend erlebt (vgl. Abb. 14).

Patientin wirkt feindselig-unterwürfig und vermeidend (Kiesler Kreis)

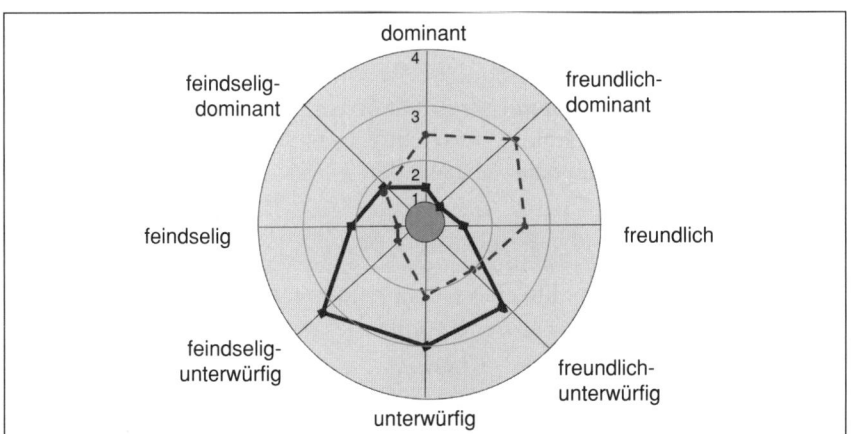

Abbildung 14: Ergebnisse der Einschätzungen der Therapeutin durch die Patientin (gestrichelte Linie) und der Patientin durch die Therapeutin (durchgezogene Linie) bezogen auf die Dimensionen des Kiesler Kreises

Dieser Sitzung folgten zwei weitere Terminabsagen. Daraufhin spricht die Therapeutin den Umstand unter Anwendung vom *disziplinierten persönlichen Einlassen (DPE)* an:

Beispiel – Diszipliniertes persönliches Einlassen (DPE)
Th: „Was glauben Sie, haben Ihre wiederholten Absagen bei mir ausgelöst?" **Pat.:** „Ich denke, Sie haben noch genügend andere Arbeit zu tun, oder?" **Th:** „Haben Sie gemerkt, welche Gefühlsreaktion bei mir da war als Sie absagten? **Pat.:** „Ich habe nicht darauf geachtet." **Th:** „Erinnern Sie sich, was ich gesagt habe und wie?" **Pat.:** „Sie haben Ihr Bedauern ausgedrückt." **Th:** „Das haben Sie richtig gelesen. Aber es ist noch mehr: Ich vermisse Sie als meinen Arbeitspartner und bleibe alleine zurück. Jede Absage reißt eine Lücke in unser gemeinsames Vorhaben." **Pat.:** „Oh, ich hätte niemals gedacht, dass es jemandem etwas bedeutet, ob ich da bin oder weg bin."

An diesen Dialog anschließend und auf Grundlage der Übertragungshypothese werden Interpersonelle Diskriminationsübungen (vgl. Kap. 4.1.4) durchgeführt.

1. „Wie hätte Ihre Mutter reagiert, wenn Sie ihr mitteilen, dass Sie eine Verabredung mit ihr nicht einhalten?"
2. „Wie habe ich reagiert?" (Verhalten konkret beschreiben lassen)
3. „Welche Unterschiede gibt es zwischen der Reaktion Ihrer Mutter und meiner?"
4. „Was bedeutet das für Sie und für unsere Beziehung?"

In den weiteren Sitzungen wird mit der Technik der *Situationsanalyse* (vgl. Kap. 4.1.5) gearbeitet. Anhand der Situationsanalyse (vgl. Kasten) lernt der Patient eine kausale Beziehung zwischen Verhaltens- und Denkmustern und den jeweiligen Konsequenzen herzustellen.

Explorationsphase
Vorgeschichte: Ich schickte eine Krankmeldung drei Tage zu spät an den Arbeitgeber. Einige Tage später bekam ich eine Abmahnung.
Situation: Als ich wieder an meinen Arbeitsplatz kam, teilte mein Chef mir mit, dass die Kollegin, die mir bisher zuarbeitete, von nun an einen Arbeitsbereich von mir übernehmen wird. Ich sagte nichts und fühlte mich schlecht.

Interpretation: „Es ist alles meine Schuld." – „Die wollen mich loswerden." – „Die Kollegin macht es bestimmt besser als ich."

Verhalten: Ich hörte zu und sagte nichts.

Tatsächliches Ergebnis: Ich akzeptierte die Zurückstellung.

Erwünschtes Ergebnis: Ich möchte ihm sagen: „Bitte besprechen Sie solche Veränderungen zuerst mit mir".

Ergebnis erreicht: Nein.

Lösungsphase

- In welcher Weise haben die Interpretationen dazu beigetragen, dass Sie Ihr erwünschtes Ergebnis erreichen? (jede Interpretation wird ausgewertet und – falls nötig – revidiert.
- „Es ist alles meine Schuld." = Global und nicht förderlich für erwünschtes Ergebnis (Revision: „Ich habe einen Fehler gemacht").
- „Die wollen mich loswerden." = Mutmaßung und nicht förderlich für erwünschtes Ergebnis.
- „Die Kollegin macht es bestimmt besser als ich." = Mutmaßung und nicht förderlich für erwünschtes Ergebnis.
- Was fehlt?
  Eine Handlungsinterpretation: „Ich muss jetzt was sagen."
- Wenn Sie die Situation so interpretiert hätten, in welcher Weise hätten Sie sich unterschiedlich verhalten? Was hätten Sie gesagt?
  Hier erfolgten Rollenspiele unter Anwendung von Verstärkung und Verhaltensformung, Rückmeldungen und Modellieren.
- Was haben Sie heute in dieser Situationsanalyse gelernt?
  „Ich muss sagen, was ich will."
- Wie lässt sich das, was Sie heute gelernt haben, auf ähnliche Situationen anwenden?
  „Ich lasse mich auch von meinem Mann oft überrumpeln und sage nichts dazu. Ich muss einfach rechtzeitig meinen Mund aufmachen."

Behandlungsergebnis: Der Patientin gelang es durch konsequenten Einsatz der Situationsanalyse, ihr passiv-unterwürfiges Verhalten zu ändern und so aus der Hilflosigkeit herauszukommen. Es wurden keine Sitzungen mehr von ihr abgesagt. Nach 30 Sitzungen war der BDI auf 12 Punkte zurückgegangen. Auch ihr Profil im IMI zeigte Veränderungen (vgl. Abb. 15).

Situations-
analysen
erarbeiten
und im Alltag
anwenden

Patientin ist zu
Therapieende
freundlich,
wenig unter-
würfig (Kiesler
Kreis)

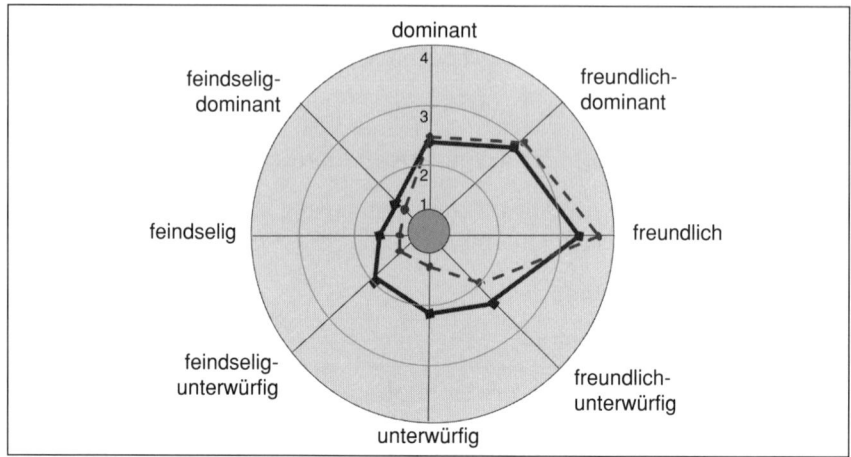

Abbildung 15: Ergebnisse der Einschätzungen der Therapeutin durch die Patientin (gestrichelte Linie) und der Patientin durch die Therapeutin (durchgezogene
Linie) bezogen auf die Dimensionen des Kiesler Kreises nach 30 Therapiesitzungen und der Anwendung der Prinzipien wie in Kapitel 4.1 beschrieben

7   Literatur

Angst, J., Gamma, A., Rossler, W., Ajdacic, V. & Klein, D. N. (2009). Long-term depression
versus episodic major depression: Results from the prospective Zurich study of a com-
munity sample. *Journal of Affective Disorders, 115,* 112–121.

Arnow, B. A. & Constantino, M. J. (2003). Effectiveness of psychotherapy and combination
treatment for chronic depression. *Journal of Clinical Psychology, 59,* 893–905.

Arnow, B. A., Manber, R., Blasey, C., Klein, D. N., Blalock, J. A., Markowitz, J. C. et al.
(2003). Therapeutic reactance as a predictor of outcome in the treatment of chronic depression. *Journal of Consulting and Clinical Psychology, 71,* 1025–1035.

Benkert, O., Hautzinger, M. & Graf-Morgenstern, M. (2008) *Psychopharmakologischer Leitfaden für Psychologen und Psychotherapeuten.* Heidelberg: Springer.

Berger, M., van Calker, C., Brakemeier, E. L. & Schramm, E. (2011). Affektive Störungen.
In M. Berger (Hrsg.), *Psychische Erkrankungen – Klinik und Therapie* (4. Aufl., S. 421–
512). München: Urban & Fischer.

Bernstein, D. P., Stein, J. A., Newcomb, M. D., Walker, E., Pogge, D., Ahluvalia, T. et al.
(2003). Development and validation of a brief screening version of the Childhood Trauma
Questionnaire. *Child Abuse & Neglect, 27,* 169–190.

Brakemeier, E. L., Engel, V., Schramm, E., Schmidt, T., Zobel, I., Hautzinger, M., Berger, M.
& Normann, C. (2011). Effectiveness of inpatient cognitive behavioral analysis system
of psychotherapy for chronically depressed patients: A pilot study. *Psychotherapy and
Psychosomatics, 80,* 191–194.

Brakemeier, E. L. & Hautzinger, M. (2008). Kognitive Verhaltenstherapie. In T. Bschor (Hrsg.), *Behandlungsmanual therapieresistente Depression: Pharmakotherapie – somatische Therapieverfahren – Psychotherapie* (S. 330–367). Stuttgart: Kohlhammer.

Brakemeier, E. L. & Normann, C. (in Druck). *CBASP Praxisbuch. Behandlung chronischer Depressionen.* Weinheim: Beltz/PVU.

Brakemeier, E. L., Normann, C. & Berger, M. (2008). Ätiopathogenese der unipolaren Depression: Neurobiologische und psychosoziale Faktoren. *Bundesgesundheitsblatt, 51,* 379–391.

Bremner, J. D., Vermetten, E. & Mazure, C. M. (2000). Development and psychometric properties of an instrument for the measurement of childhood trauma: The early trauma inventory. *Depression and Anxiety, 12,* 1–12.

Bschor, T. & Bauer, M. (2004). Therapieresistente Depressionen (S. 101–115). In R. M. Lemke (Hrsg.), *Affektive Störungen.* Stuttgart: Thieme.

Caspar, F. (2002). Das Impact Message Inventory von Kiesler (S. 214–216). In E. Brähler, J. Schumacher & B. Strauß (Hrsg.), *Diagnostische Verfahren in der Psychotherapie.* Göttingen: Hogrefe.

Craddock, N. & Forty, L. (2006) Genetics of affective (mood) disorders. *European Journal of Human Genetic, 14,* 660–668.

Cuijpers, P., van Straten, A., Schuurmans, J., van Oppen, P., Hollon, S. D. & Andersson, G. (2010). Psychotherapy for chronic major depression and dysthymia: A meta-analysis. *Clinical Psychology Review, 30,* 51–62.

De Jong-Meyer, R., Hautzinger, M., Kühner, C. & Schramm, E. (2007). *Evidenzbasierte Leitlinie zur Psychotherapie affektiver Störungen.* Göttingen: Hogrefe.

De Jong-Meyer, R., Hautzinger, M., Rudolf, G. A. E., Strauss, W. & Frick, U. (1996). Die Überprüfung der Wirksamkeit einer Kombination von Antidepressiva und Verhaltenstherapie bei endogen depressiven Patienten. *Zeitschrift für Klinische Psychologie, 25,* 93–109.

DGPPN, BÄK, KBV, AWMF, AkdÄ, BPtK, BApK, DAGSHG, DEGAM, DGPM, DGPs, DGRW für die Leitliniengruppe Unipolare Depression (2009). S3-Leitlinie/Nationale VersorgungsLeitlinie Unipolare Depression. Verfügbar unter: http://www.depression. versorgungsleitlinien.de/

Dunner, D. L. (2001). Acute and maintenance treatment of chronic depression. *Journal of Clinical Psychiatry, 62,* 10–16.

Gelenberg, A. J., Kocsis, J. H., McCullough, J. P. Jr., Ninan, P. T. & Thase, M. E. (2006). The state of knowledge of chronic depression. *Journal of Clinical Psychiatry, 67,* 179–184.

Hamilton, M. (1967). Development of a rating scale for primary depressive illness. *British Journal of Social & Clinical Psychology, 6,* 278–296.

Hautzinger, M. (2003). *Kognitive Verhaltenstherapie der Depression* (6. Aufl.). Weinheim: PVU/Beltz.

Hautzinger, M. (2006). Affektive Störungen. In H. Förstl, M. Hautzinger & G. Roth (Hrsg.), *Neurobiologie psychischer Störungen* (S. 448–480). Heidelberg: Springer.

Hautzinger, M. (2010). *Akute Depression.* Göttingen: Hogrefe.

Hautzinger, M. (2011) Tagesprotokoll negativer Gedanken (S. 300–304). In M. Linden & M. Hautzinger (Hrsg.), *Verhaltenstherapie Manual* (7. Aufl.). Heidelberg: Springer.

Hautzinger, M., de Jong-Meyer, R., Treiber, R., Rudolf, G. A. E. & Thien, U. (1996). Wirksamkeit kognitiver Verhaltenstherapie, Pharmakotherapie und deren Kombination bei nichtendogenen unipolaren Depressionen. *Zeitschrift für Klinische Psychologie, 25,* 130–145.

Hautzinger, M., Keller, F. & Kühner, C. (2007). *Beck Depressions Inventar II.* Frankfurt a. M.: Hartcourt Tests.

Hautzinger, M. & Meyer, T. D. (2002). *Diagnostik Affektiver Störungen.* Göttingen: Hogrefe.

Hellerstein, D.J., Little, S.A.S., Samstag, L.W., Batchelder, S., Muran, J.C., Fedak, M. et al. (2001). Adding group psychotherapy to medication treatment in dysthymia. *Journal of Psychotherapy and Practice Research, 10,* 93–103.

Hirschfeld, R.M., Dunner, D.L., Keitner, G., Klein, D.N., Koran, L.M., Kornstein, S.G. et al. (2002). Does psychosocial functioning improve independent of depressive symptoms? A comparison of nefazodone, psychotherapy, and their combination. *Biological Psychiatry, 51,* 123–133.

Jacobi, F., Wittchen, H.U., Hölting, C., Höfler, M., Pfister, H., Müller, N. & Lieb, R. (2004). Prevalence, co-morbidity and correlates of mental disorders in the general population: Results from the German health interview and examination survey. *Psychological Medicine, 34,* 579–611.

Keller, M.B., Gelenberg, A.J., Hirschfeld, R.M., Rush, A.J., Thase, M.E., Kocsis, J.H. et al. (1998). The treatment of chronic depression: Part 2. A double-blind, randomized trial of Sertraline and Imipramine. *Journal of Clinical Psychiatry, 59,* 598–607.

Keller, M.B., Klerman, G.L., Lavori, P.W., Coryell, W., Endicott, J. & Taylor, J. (1984). Long-term outcome of episodes of major depression. Clinical and puplic health significance. *Journal of the American Medical Association, 252,* 788–792.

Keller, M.B., Lavori, P.W., Mueller, T.I., Endicott, J., Coryell, W., Hirschfeld, R.M. & Shea, T. (1992). Time to recovery, chronicity, and levels of psychopathology in major depression. A 5-year prospective follow-up of 431 subjects. *Archives of General Psychiatry, 49,* 809–816.

Keller, M.B., McCullough, J.P., Klein, D.N., Arnow, B., Dunner, D.L., Gelenberg, A.J., Markowitz, J.C. et al. (2000). A comparison of nefazodone, the cognitive behavioral-analysis system of psychotherapy, and their combination for the treatment of chronic depression. *New England Journal of Medicine, 342,* 1462–1470.

Kiesler, D.J. (1983). The Interpersonal Circle: A taxonomy for complementarity in human transactions. *Psychological Review, 90,* 185–214.

Klein, D.N. & Santiago, N.J. (2003). Dysthymia and chronic depression: Introduction, classification, risk factors and course. *Journal of Clinical Psychology, 59,* 807–816.

Klerman, G.L. & Weissman, M.M. (1993). *New applications of Interpersonal Psychotherapy.* Washington, DC: American Psychiatric Press.

Kocsis, J.H., Gelenberg, A.J., Rothbaum, B.O., Klein, D.N., Trivedi, M.H., Manber, R., Keller, M.B. et al. (2009). Cognitive behavioral analysis system of psychotherapy and brief supportive psychotherapy for augmentation of antidepressant nonresponse in chronic depression. *Archives of General Psychiatry, 66,* 1178–1188.

Leuzinger-Bohleber, M., Bahrke, U., Beutel, M., Deserno, H., Edinger, J., Hautzinger, M. et al. (2010). Psychoanalytische und kognitiv-verhaltenstherapeutische Langzeittherapien bei chronischer Depression: Die LAC Depressionsstudie. *Psyche, 64,* 782–832.

Lima, M.S. & Moncrieff, J. (2000). A comparison of drugs versus placebo for the treatment of dysthymia. *Cochrane Database Systematic Review, 4,* CD001130.

Markowitz, J.C. (2003). Interpersonal psychotherapy for chronic depression. *Journal of Clinical Psychology, 59,* 847–858.

Markowitz, J.C., Kocsis, J.H., Bleiberg, K.L., Christos, P.J. & Sacks, M. (2005). A comparative trial of psychotherapy and pharmacotherapy for pure dysthymic patients. *Journal of Affective Disorders, 89,* 167–175.

McCullough, J.P. (2000). *Treatment for chronic depression. Cognitive behavioral analysis system of psychotherapy.* New York: Guilford.

McCullough, J.P. (2003). Treatment for chronic depression using cognitive behavioral analysis system of psychotherapy. *Journal of Clinical Psychology, 59,* 833–846.

McCullough, J. P. (2006). *Treating chronic depression with disciplined personal involvement. Cognitive behavioral analysis system of psychotherapy.* New York: Springer.

Montgomery, S. A. & Asberg, M. (2005). Montgomery Asberg Depressionsskala. In CIPS (Hrsg.), *Internationale Skalen für Psychiatrie.* Göttingen: Beltz Test GmbH.

Mueller, T. I., Keller, M. B., Leon, A. C., Solomon, D. A., Shea, M. T., Coryell, W. et al. (1996). Recovery after 5 years of unremitting major depressive disorder. *Archives of General Psychiatry, 53,* 794–799.

Nemeroff, C. B., Heim, C. M., Thase, M. E., Klein, D. N., Rush, A. J., Schatzberg, A. F. et al. (2003). Differential responses to psychotherapy versus pharmacotherapy in patients with chronic forms of major depression and childhood trauma. *Proceedings of the National Academy of Sciences of the United States of America, 100,* 14293–14296.

Nierenberg, A. A. (2001). Long-term management of chronic depression. *Journal of Clinical Psychiatry, 62,* 17–21.

Piaget, J. (1995). *Intelligenz und Affektivität in der kindlichen Entwicklung.* Frankfurt a. M.: Suhrkamp.

Pingxing, X., Kranzler, H. R., Poling, J., Stein, M. B., Anton, R. F., Brady, K. et al. (2009). Interaction effect of stressful life events and the serotonin transporter genotype on post-traumatic stress disorder. *Archives of General Psychiatry, 66,* 1201–1209.

Polanczyk, G., Caspi, A., Williams, B., Price, T. S., Danese, A., Sugden, K. et al. (2009). Protective effect of CRHR1 gene variants on the development of adult depression following childhood maltreatment. *Archives of General Psychiatry, 66,* 978–985.

Pössel, P. & Hautzinger, M. (2009). Kognitive Interventionsmethoden. In M. Hautzinger & P. Pauli (Hrsg.), *Psychotherapeutische Methoden* (Enzyklopädie der Psychologie. Serie Psychologische Interventionsmethoden, Bd. 2, S. 387–457). Göttingen: Hogrefe.

Ravindran, A. V., Anisman, H., Merali, Z., Charbonneau, Y., Telner, J., Bialik, R. J. et al. (1999). Treatment of primary dysthymia with group cognitive therapy and pharmacotherapy. *American Journal of Psychiatry, 156,* 1608–1617.

Risch, N., Herrell, R., Lehner T., Kung-Yee, L., Eaves, L., Hoh, J. et al. (2009). Interaction between serotonin transporter gene, stressful life events, and risk of depression. A meta-analysis. *Journal of the American Medical Association, 301,* 2462–2471.

Schramm, E. (2010). *Interpersonelle Psychotherapie* (4. Aufl.). Stuttgart: Schattauer.

Schramm, E., Hautzinger, M., Zobel, I., Kriston, L., Berger, M. & Härter, M. (2011a). Comparative efficacy of the cognitive behavioural analysis system of psychotherapy versus supportive psychotherapy for early onset chronic depression: Design and rationale of a multisite randomized controlled trial. *BMC Psychiatry, 11,* 134–143.

Schramm, E., Schweiger, U., Hohagen, F. & Berger, M. (2006). *Psychotherapie für chronische Depression. Cognitive Behavioral Analysis System of Psychotherapy (CBASP) von J. P. McCullough.* München: Elsevier.

Schramm, E., van Calker, D., Dykierek, P., Lieb, K., Kech, S., Zobel, I. et al. (2007). An intensive treatment program of interpersonal psychotherapy plus pharmacotherapy for depressed in-patients. Acute and long-term results. *American Journal of Psychiatry, 164,* 768–777.

Schramm, E., Zobel, I., Dykierek, P., Kech, S., Brakemeier, E. L., Külz, A. et al. (2011b). Cognitive behavioral analysis system of psychotherapy versus interpersonal psychotherapy for early-onset chronic depression: A randomized pilot study. *Journal of Affective Disorders, 129,* 109–116.

Stangier, U., Heidenreich, T., Schlösser, R., Barocka, A., Risch, A. K., Hilling, C. & Hautzinger, M. (2012). *Combined cognitive-behavioural therapy or manualized psychoeducational therapy and pharmacological maintenance treatment of recurrent depression. One-year outcome of relapse prevention.* Manuscript submitted for publication.

Sullivan, P. F., Neale, M. C. & Kendler, K. S. (2000). Genetic epidemiology of major depression. Review and meta-analysis. *American Journal of Psychiatry, 157,* 1552–1562.

Thase, M. E. & Rush, A. J. (1995). Treatment-resistant depression. In F. E. Bloom & D. J. Kupfer (Eds.), *Psychopharmacology: The fourth generation of progress* (pp. 1081–1097). New York: Raven.

Thase, M. E. & Rush, A. J. (1997). When at first you don't succeed: Sequential strategies for antidepressant non-responders. *Journal of Clinical Psychiatry, 58,* 23–29.

Wiersma, J. E., Hovens, J. G., van Oppen, P., Giltay, E. J., van Schaik, D. J. F., Beekmann, A. T. et al. (2009). The importance of childhood trauma and childhood life events for chronicity of depression in adults. *Journal of Clinical Psychiatry, 70,* 983–989.

Wingenfeld, K., Spitzer, C., Mensebach, C., Grabe, H. J., Hill, A., Gast, U. et al. (2010). Deutsche Version des Childhood Trauma Questionnaire (CTQ): Erste Befunde zu den psychometrischen Kennwerten. *Psychotherapie, Psychosomatik und Medizinische Psychologie, 60,* 442–450.

8   Anhang

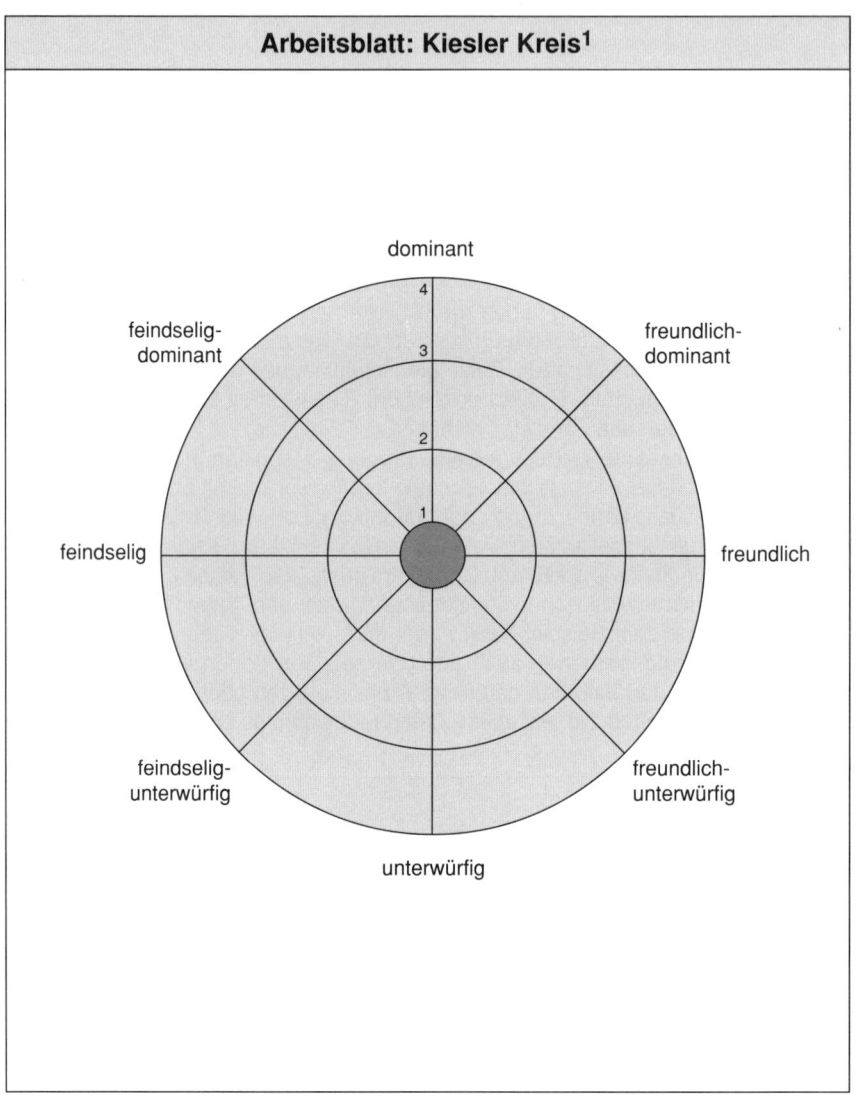

Arbeitsblatt: Kiesler Kreis[1]

dominant

feindselig-
dominant

freundlich-
dominant

feindselig

freundlich

feindselig-
unterwürfig

freundlich-
unterwürfig

unterwürfig

---

1   In Anlehnung an McCullough (2000).

84

Arbeitsblatt: Explorationsphase der Situationsanalyse[2]

Patient: _____   Datum: _____

1. Beschreibung der Situation: Was ist passiert in dieser Situation?

	Anfangspunkt, Endpunkt und Geschichte dazwischen
	Rein beschreibend, äußerer Prozess, den ein Außenstehender beobachten konnte
	Wie eine kleine Filmszene

2. Interpretation der Situation: Wie haben Sie die Situation aufgefasst/gelesen/interpretiert?

	Maximal 3 Interpretationen
1.	Jeweils 1 Satz
2.	„Innerer Film" in Ihnen: Was ist Ihnen wortwörtlich durch den Kopf geschossen?
3.	

3. Verhalten: Beschreiben Sie, was Sie in dieser Situation getan haben.

	Beobachterperspektive;
	ggf. Einordnen im Kiesler Kreis

4. Tatsächliches Ergebnis (AO): Beschreiben Sie, wie die Situation für Sie ausging.

	Ergebnis *(AO)* = Endpunkt in Verhaltensbegriffen
	s. o. bei 1.

5. Erwünschtes Ergebnis (DO): Welchen Ausgang hätten Sie sich gewünscht (bzw. wie hätten Sie sich gerne verhalten)?

	Ist *DO* realistisch und erreichbar und in Ihnen selbst verankert?
	Nur 1 Satz

6. Vergleich des tatsächlichen mit dem erwünschten Ergebnis

Haben Sie erreicht, was Sie wollten? ☐ Ja ☐ Nein	Gegenüberstellen von 4. und 5.
Falls Nein: Warum nicht?	

---

2   Modifiziert nach McCullough (2000).

Arbeitsblatt: Lösungsphase der Situationsanalyse[3]

1. Revision ungeeigneter Interpretationen

Ist die Interpretation in der Situation verankert (*War es wirklich so*)? Inwieweit trägt diese Interpretation dazu bei, dass Sie Ihr Ziel/DO erreichen? Revision: Revision: Revision: **Handlungsinterpretation/*Schlachtrufe*?**	Hier sollen Sie lernen, in einer Situation nur das zu lesen, was de facto abläuft und hilfreiche Interpretationen zu formulieren, die Sie zu Ihrem Ziel bringen.

2. Veränderung des Verhaltens

Nachdem Sie nun Ihre Interpretationen revidiert haben: Wie hätten Sie sich verhalten, um das zu bekommen, was Sie wollten?	Zielführendes Verhalten anstreben Kiesler Kreis nutzen! **Rollenspiele**: mind. 2- bis 5-mal durchspielen, um Sicherheit und Selbstvertrauen zu bekommen

3. Umsetzung und Zusammenfassung des Gelernten in der SA

Was haben Sie heute (in der Übung) gelernt?	„Take-home-message"?

4. Generalisierung und Übertragung des Gelernten auf den Alltag

Beschreiben Sie eine ähnliche Situation. Überlegen Sie, was Sie gemacht hätten, wenn Sie das, was Sie heute gelernt haben, damals schon gewusst hätten?

---

3 Modifiziert nach McCullough (2000).

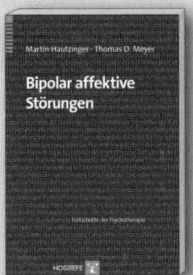
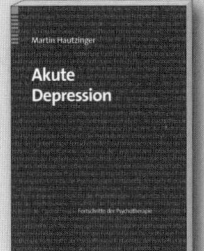
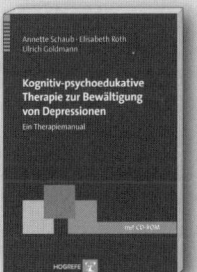
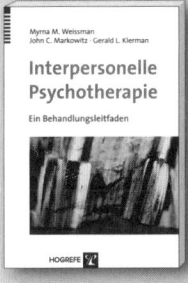
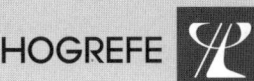

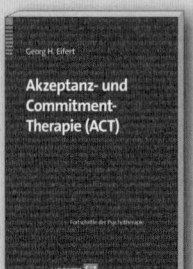
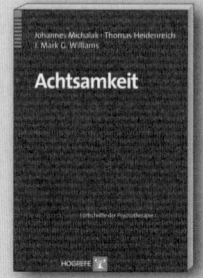
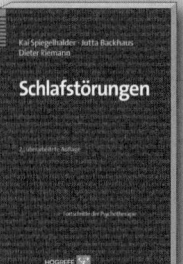
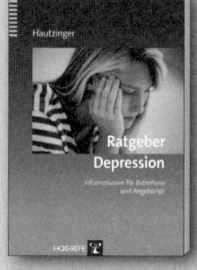
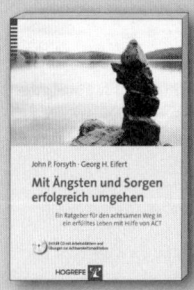
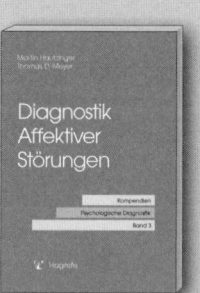
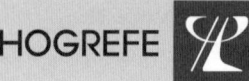